BERTA PÁRAMO

LÄUSE

HANDBUCH ZUM ÜBERLEBEN AUF MENSCHEN

Der Verlag HELVETIQ wird vom Bundesamt für Kultur
mit einem Strukturbeitrag für die Jahre 2021–2025 unterstützt.

Zuerst veröffentlicht in Spanien durch Litera Libros

Diese Ausgabe wurde in Absprache mit der
Birds of a Feather Agency, Portugal, veröffentlicht.

Läuse
Handbuch zum Überleben auf Menschen

Text und Illustrationen: Berta Páramo
Layout: Ibán Ramón
Satz: Ajša Zdravković
Übersetzung aus dem Spanischen: Stefanie Kuballa-Cottone
Lektorat: Myriam Sauter
Korrektorat: Johanna Kling

ISBN: 978-3-03964-059-1
1. Auflage: September 2024
Hinterlegung eines Pflichtexemplars in der Schweiz: September 2024
Gedruckt in der Tschechischen Republik

Mittlere Straße 4
CH-4056 Basel
Schweiz

HEL·· VETiQ helvetiq.com

Teil der Kollektion unter der Lupe

Die Kollektion *unter der Lupe* untersucht eine Vielzahl von Themen.

MIX Papier aus verantwortungsvollen Quellen FSC www.fsc.org FSC® C014138

BERTA PÁRAMO

LÄUSE

HANDBUCH ZUM ÜBERLEBEN AUF MENSCHEN

AUS DEM SPANISCHEN VON
STEFANIE KUBALLA-COTTONE

INHALT

1

AN WEN SICH DIESES BUCH RICHTET

Bist du hier richtig?

Dieses Handbuch ist ausschließlich für Läuse, die auf den Köpfen von Menschen leben!

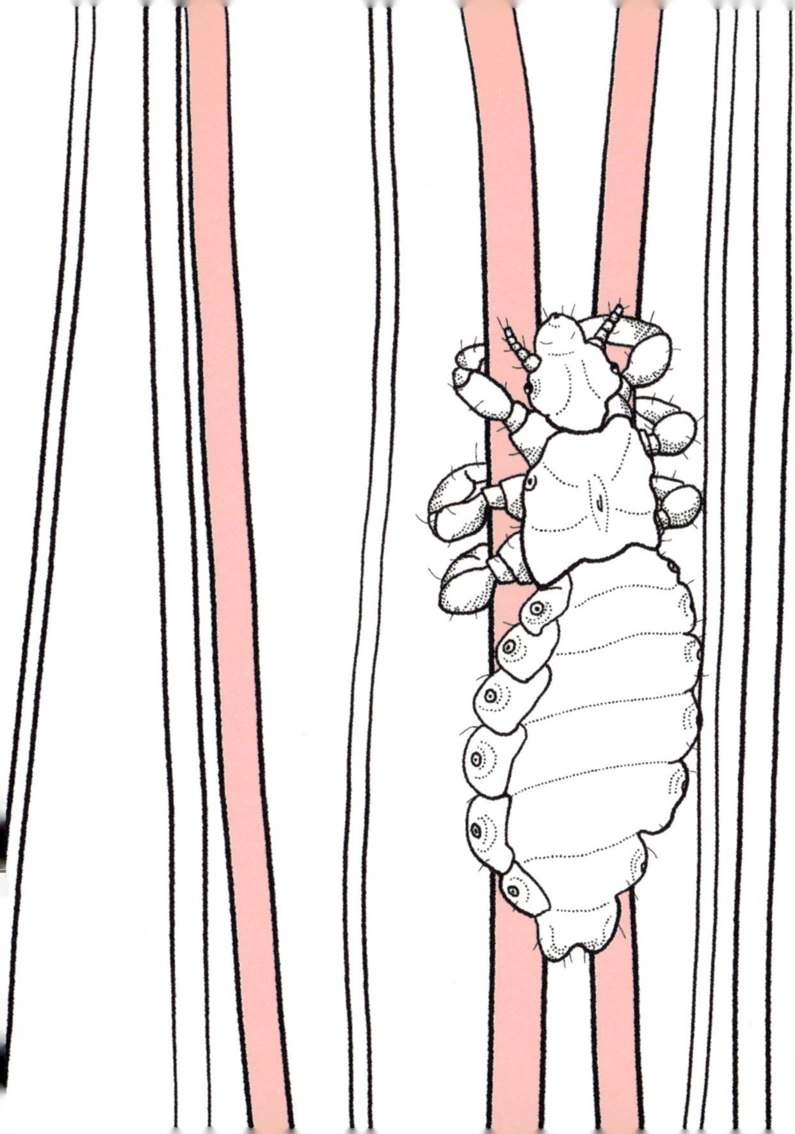

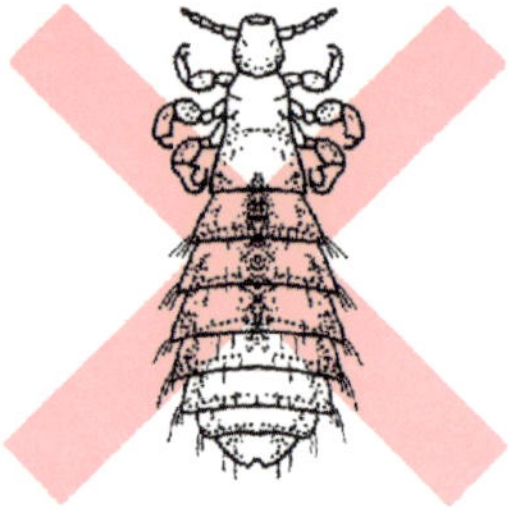

Rattenlaus

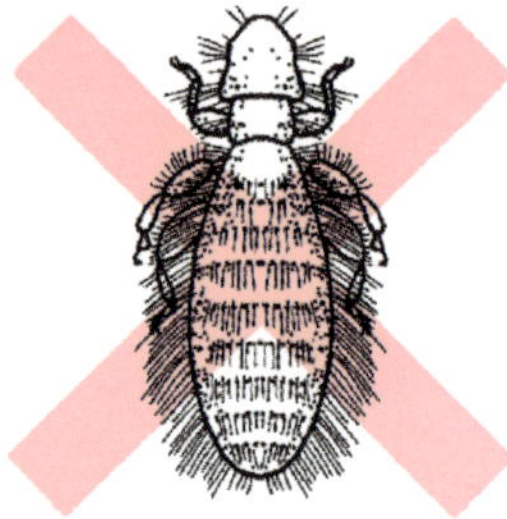

Mönchsgeierlaus

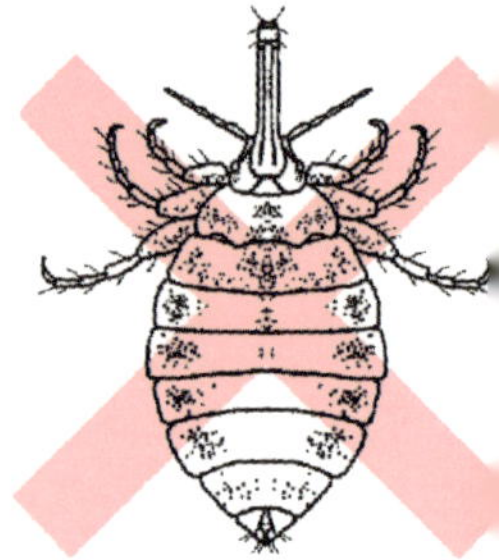

Elefantenlaus

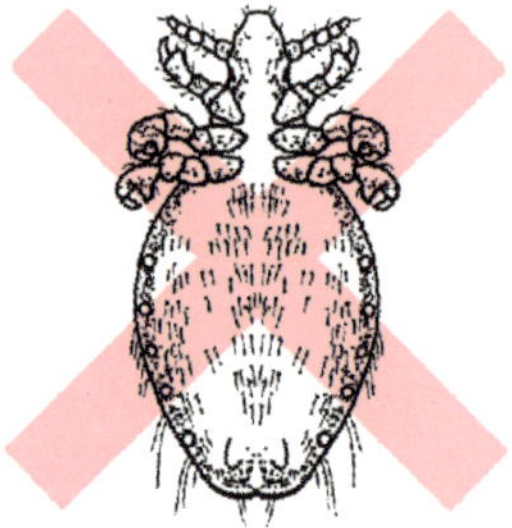

Schweinelaus

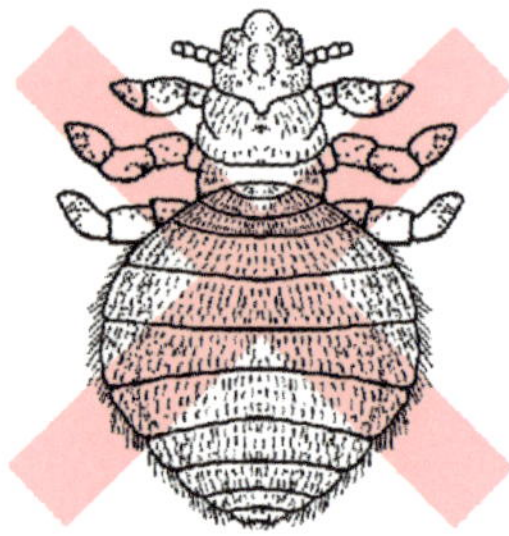

Storchlaus

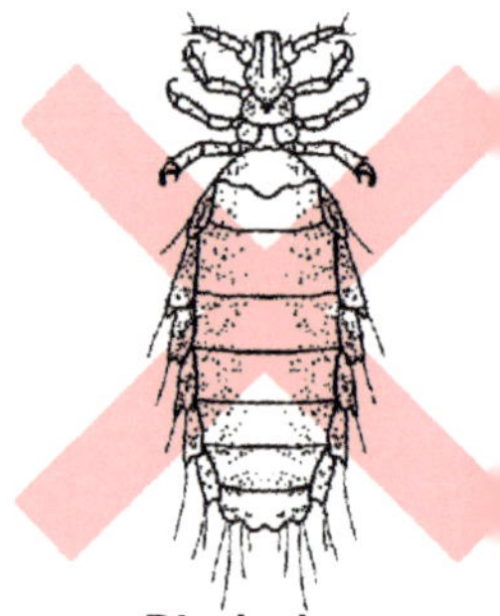

Rinderlaus

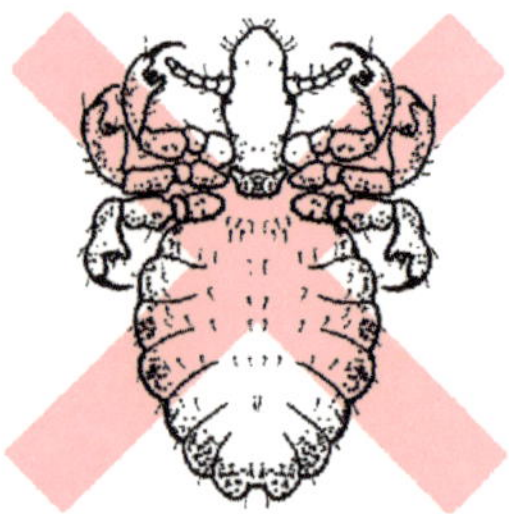

Hasenlaus

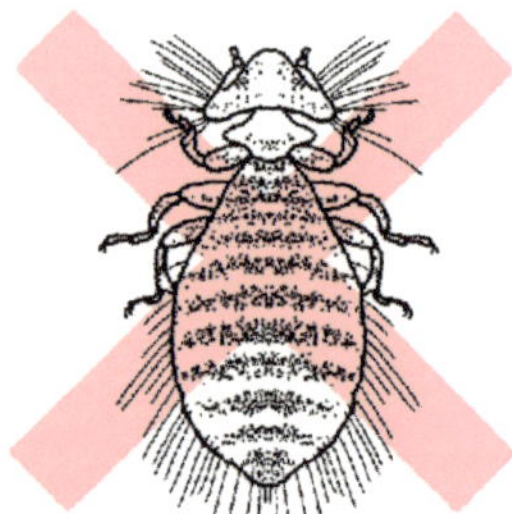

Katzenlaus

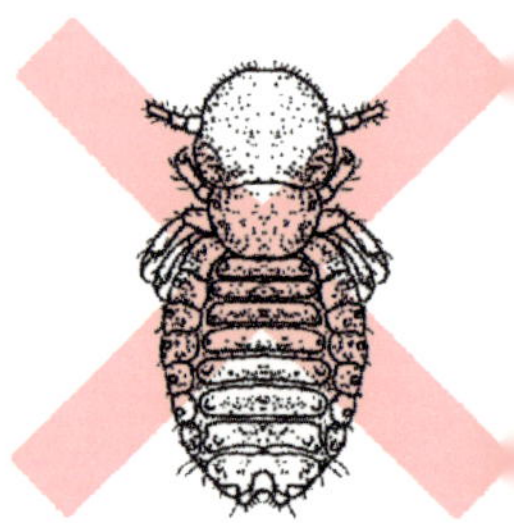

Hühnerlaus

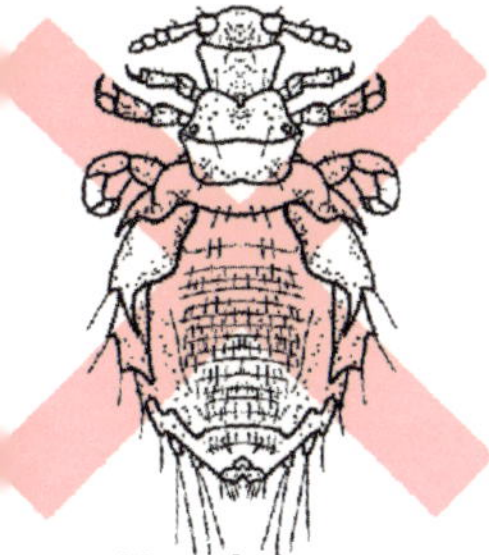

Hundelaus

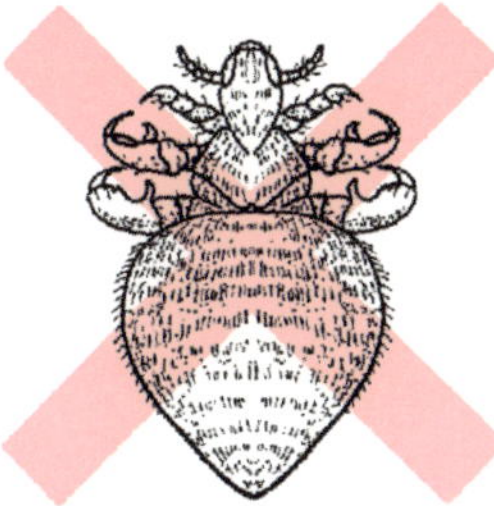

Seehundlaus

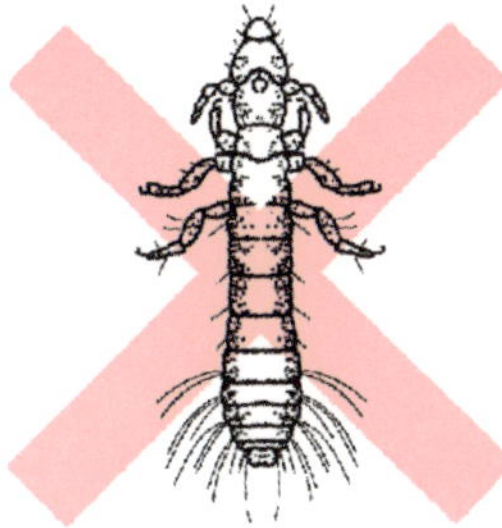

Maulwurflaus

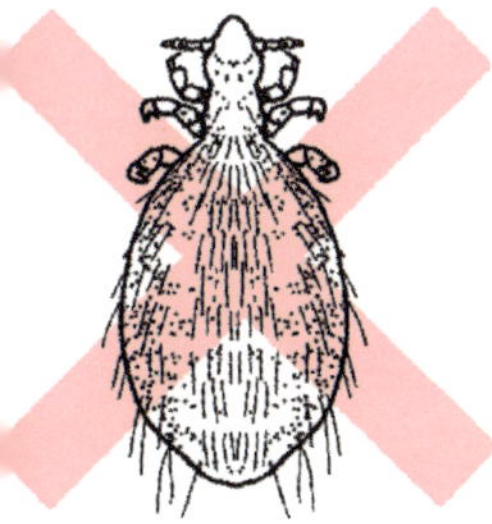

Bücherlaus

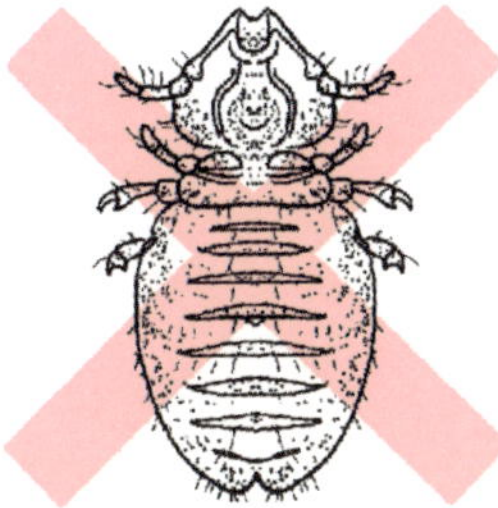

Seelöwenlaus

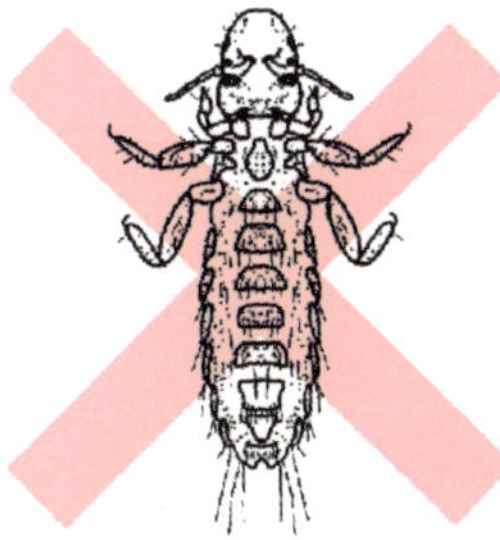

Taubenlaus

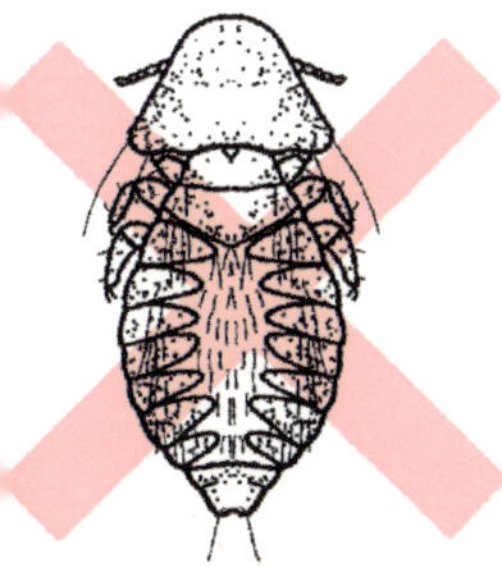

Rothuhnlaus

Wenn du zu einer der anderen zigtausend Läusearten gehörst, besorge dir bitte das für dich passende Handbuch.

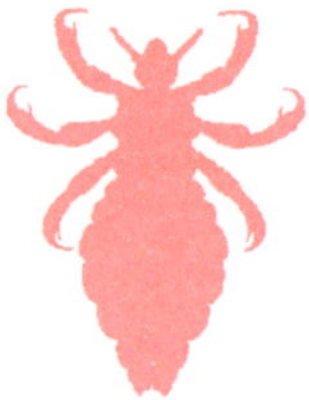

Um zu überleben, brauchst du fundiertes Wissen, Geschicklichkeit und eine Portion Glück.

In diesem Buch erfährst du etwas über dich selbst, wie du ein passendes Zuhause findest, wovon du dich ernährst, wie du von A nach B kommst und wie du dich vermehrst.

Wir hoffen, dass dieses Handbuch dir zu einem langen, erfüllten und glücklichen Läuseleben verhilft!

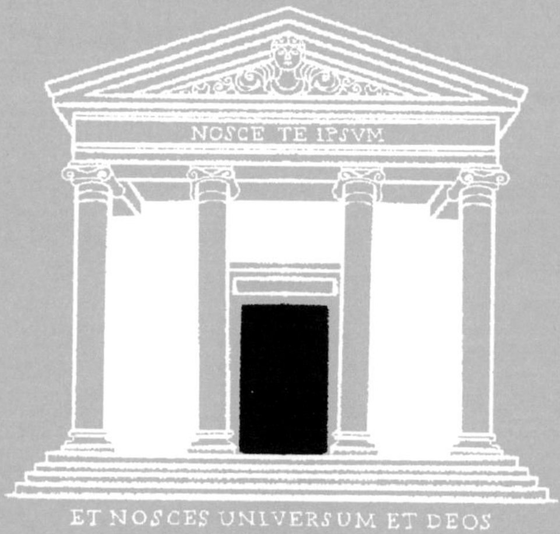
NOSCE TE IPSUM
ET NOSCES UNIVERSUM ET DEOS

2

ERKENNE DICH SELBT

Und verbessere deine Überlebenschancen

Du bist ein Insekt.
Aber so sehr du dich
auch anstrengst:

DU KANNST NICHT FLIEGEN

Du hast keine Flügel!

Superlaus gibt es nicht.

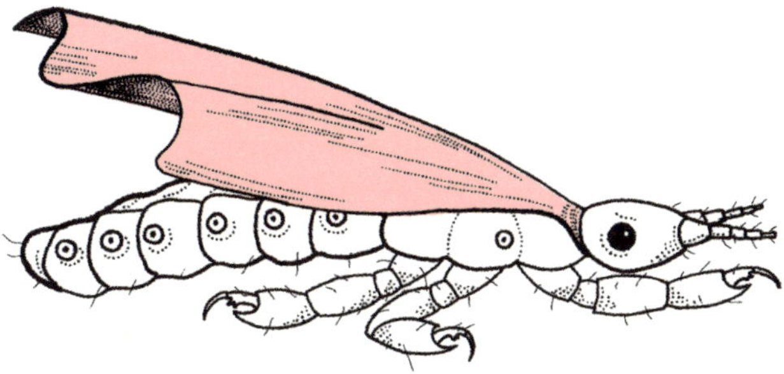

Aber keine Sorge, du musst keine großen Strecken zurücklegen.

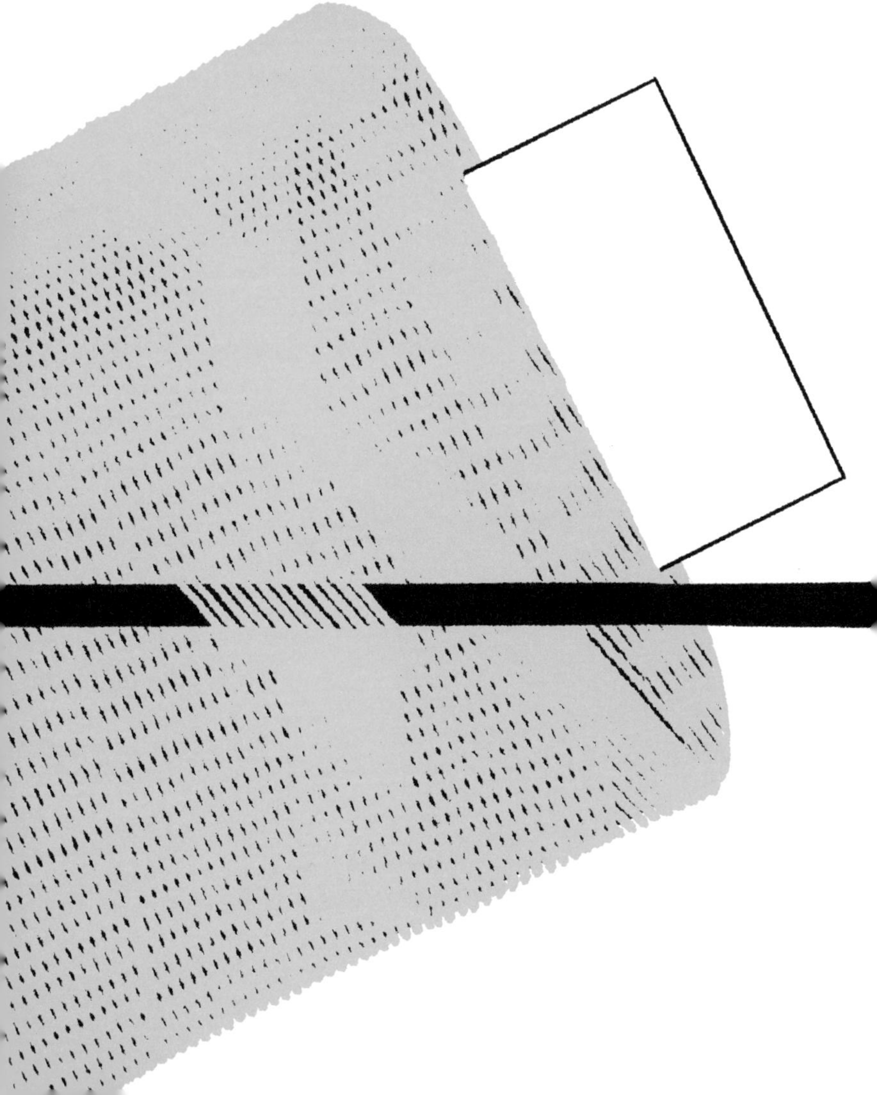

Du bist an Ober- und Unterseite abgeflacht.

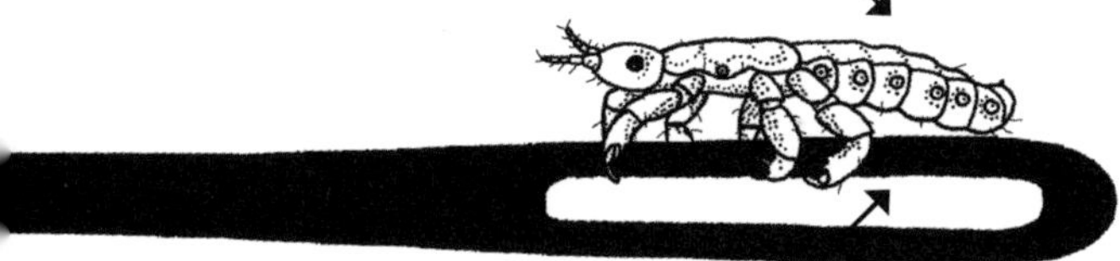

Dein Körper lässt sich in drei Abschnitte unterteilen:

KOPF	- Zwei Fühler. - Zwei Augen.
BRUST	- Sechs Beine mit einer sehr nützlichen Greifklaue am Ende.
UNTERLEIB	- Dein Unterleib besteht aus mehreren Segmenten. - Im letzten Segment befinden sich deine Geschlechtsteile.

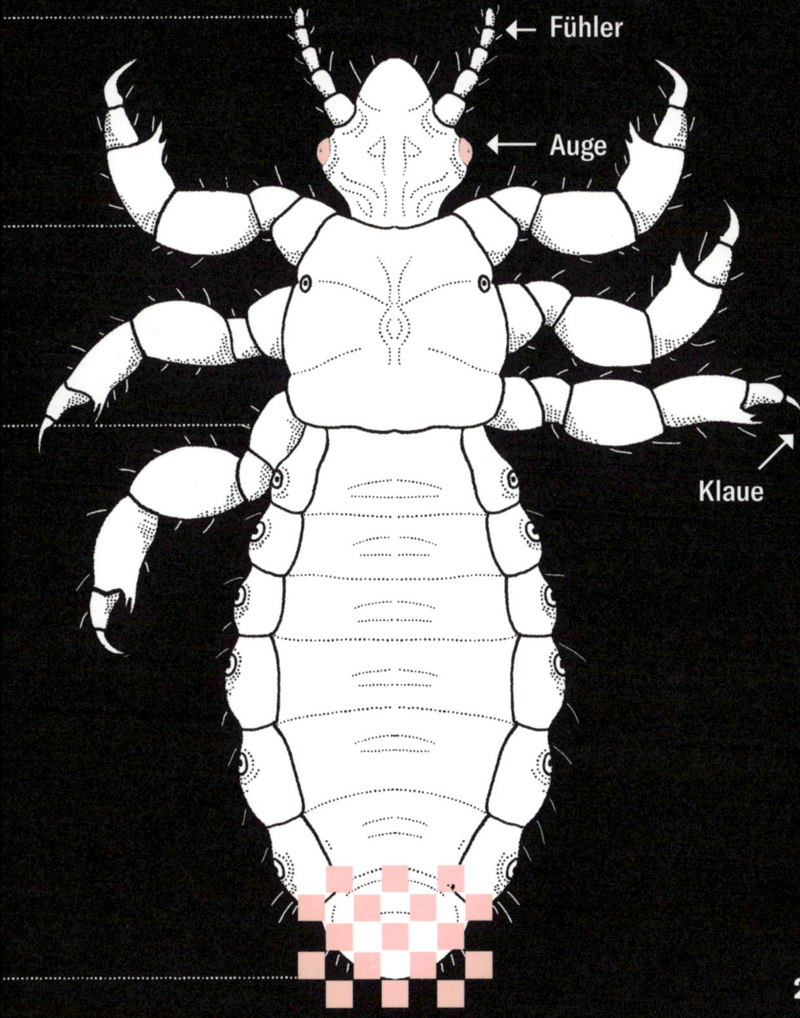
Fühler
Auge
Klaue

Jetzt betrachte dich im Spiegel. Schaue dir deine Geschlechtsteile an und finde heraus, ob du ein Männchen oder ein Weibchen bist.

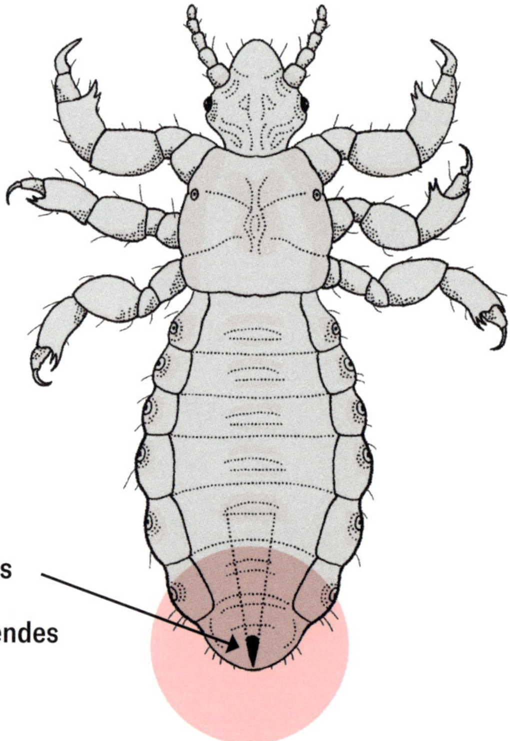

MÄNNCHEN
Ansicht der Oberseite

Pseudo-Penis

Spitz zulaufendes Hinterende.

Bist du relativ groß? Dann bist du wahrscheinlich ein Weibchen. Ihr seid auch zahlreicher als die Männchen.

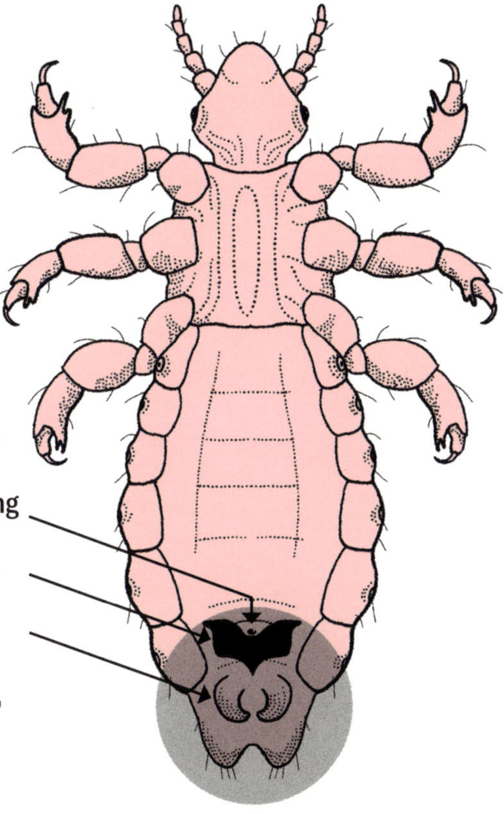

WEIBCHEN
Ansicht der Unterseite

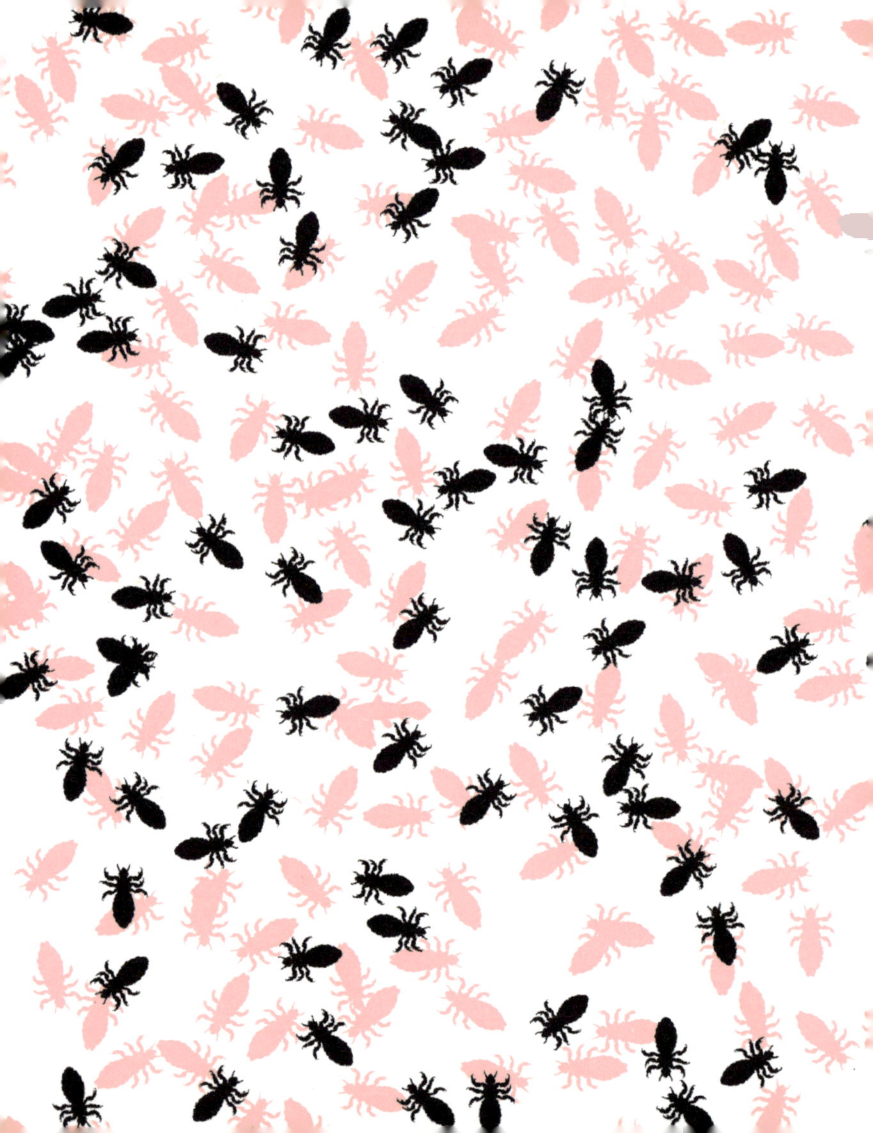

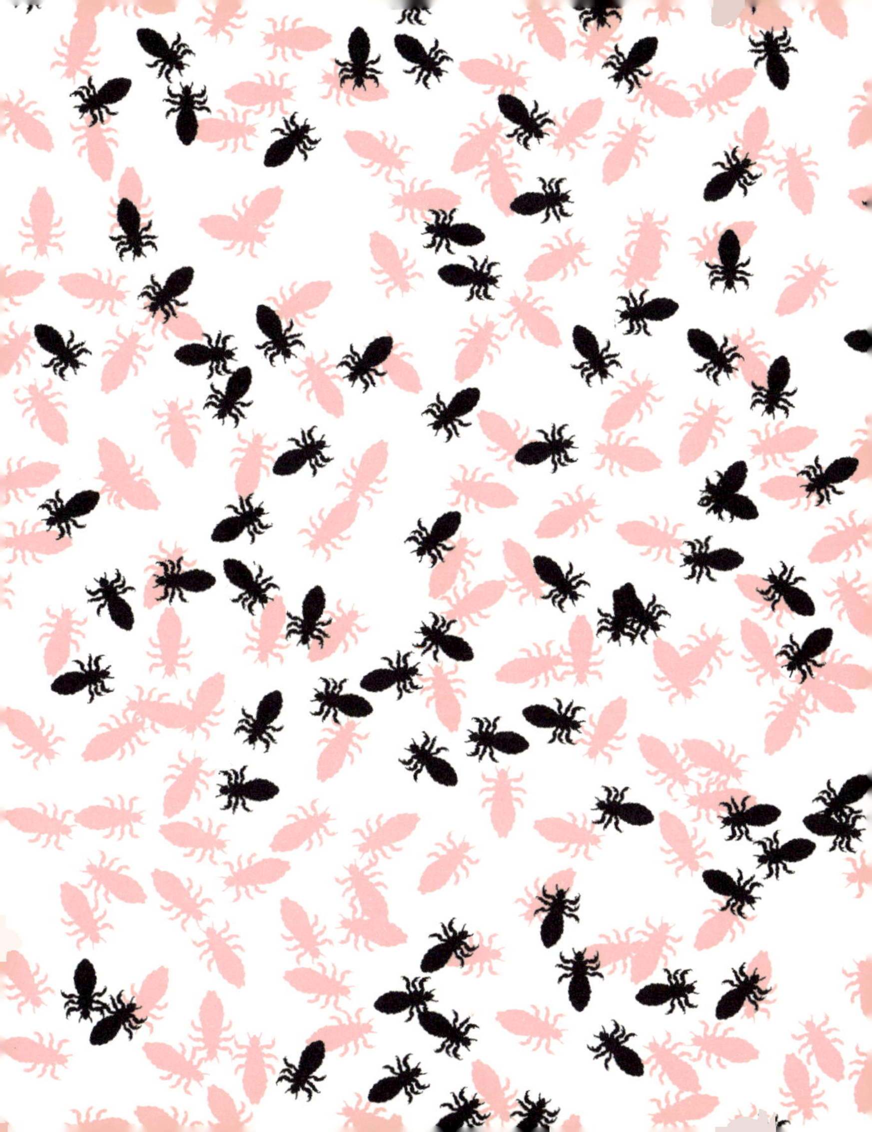

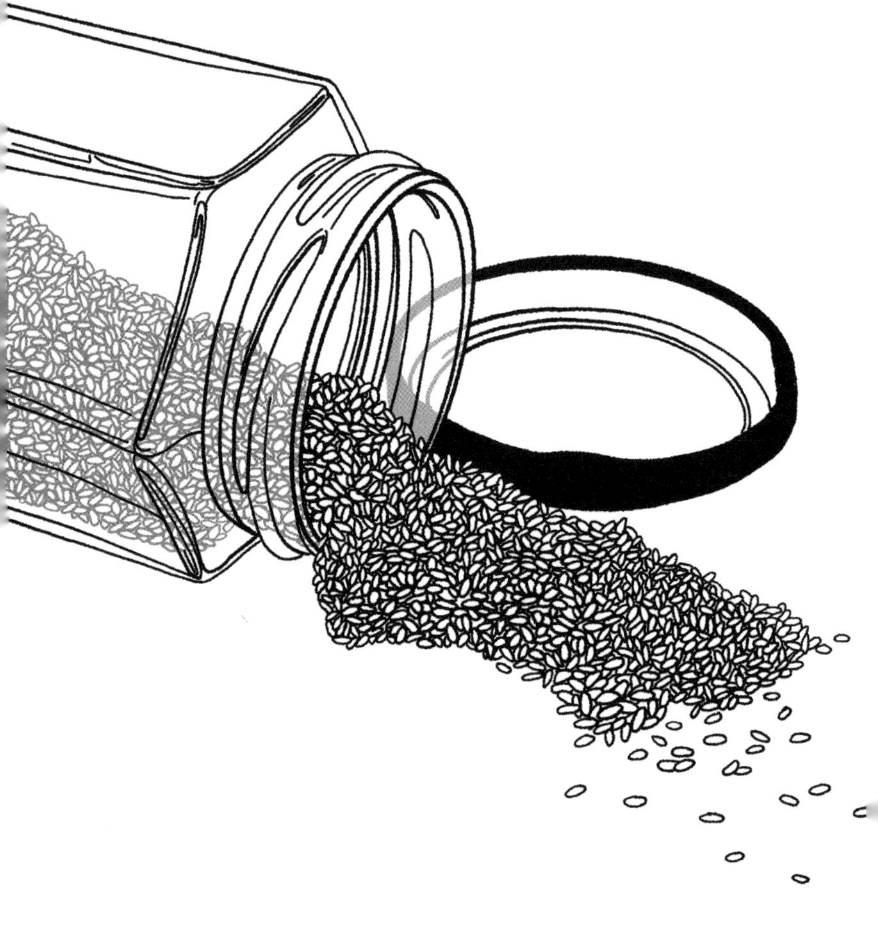

Wenn man dich für ein Sesamkörnchen halten könnte, hast du die Läuse-Durchschnittsgröße.

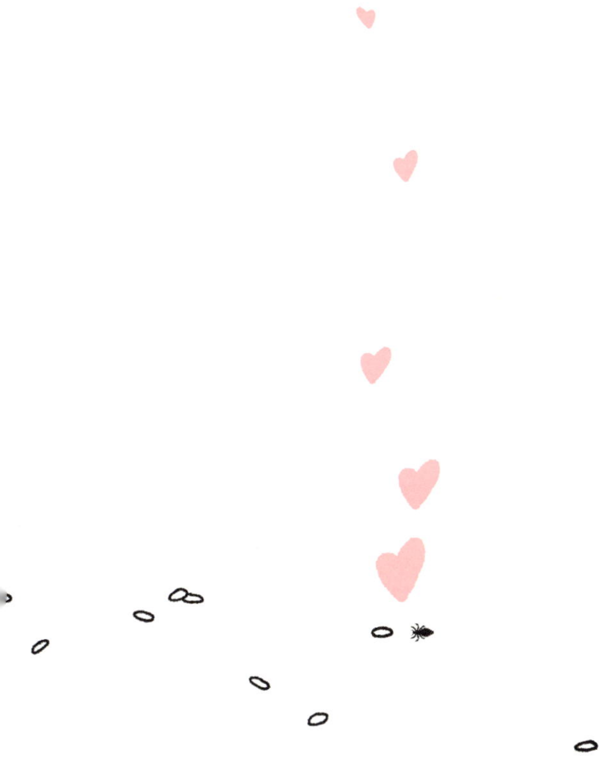

Achte auf deine Ernährung.
Das ist ein gesundes
Körpergewicht.

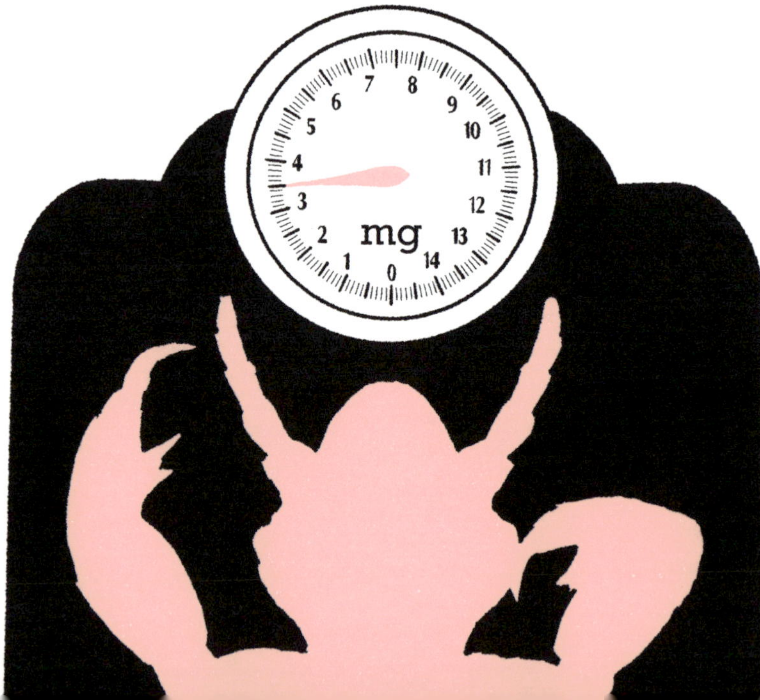

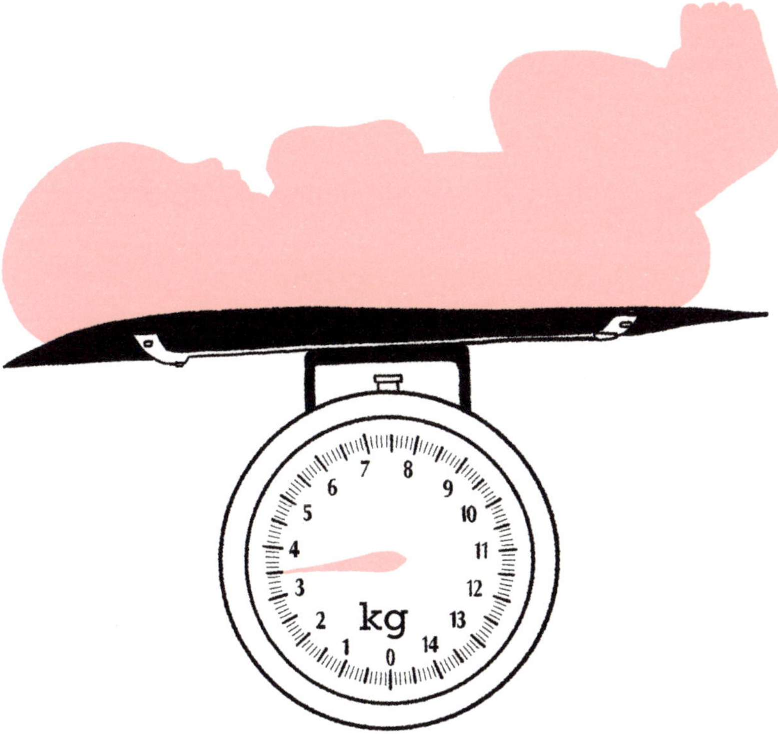

Ihr müsstet eine Million Kopfläuse sein, um so viel zu wiegen wie ein menschliches Neugeborenes.

Riechen, schmecken, tasten und fühlen kannst du mithilfe der Sensillen, die über deinen Körper verteilt sind. Diese kleinen, haarähnlichen Sinnesorgane sind mit Nervenzellen verbunden, die die Informationen der Außenwelt an dein Gehirn weiterleiten.

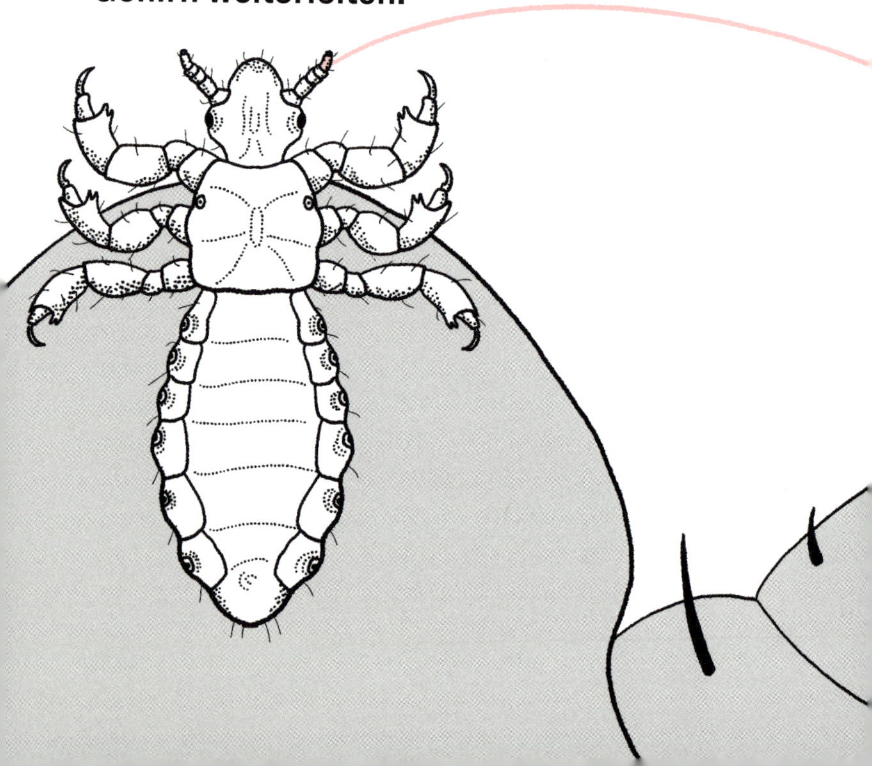

Allein in der Spitze deiner Fühler hast du sieben verschiedene Arten von Sensillen.

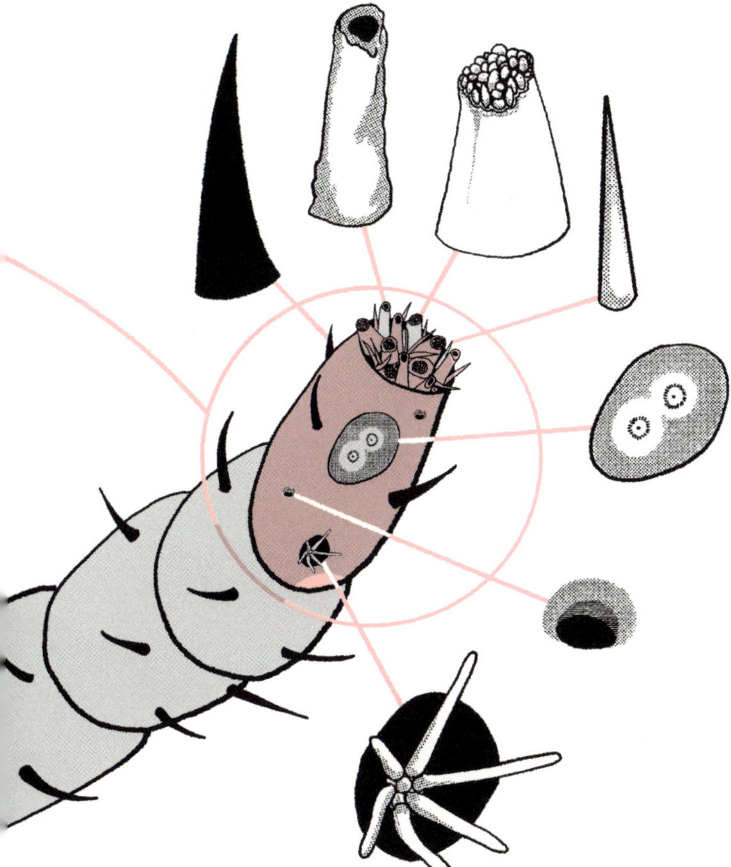

Welche Farbe du hast, hängt ein wenig von deinem Alter ab und von der Beschaffenheit der Haare, in denen du heranwächst, aber meistens bist du weißlich-grau.

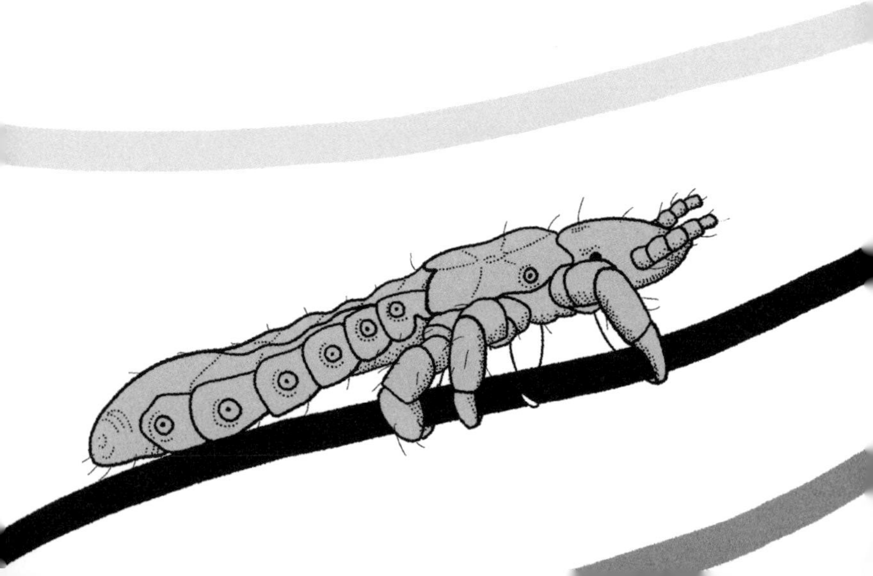

Allerdings wirst du dunkler,
wenn du etwas isst,
weil du durchsichtig bist.

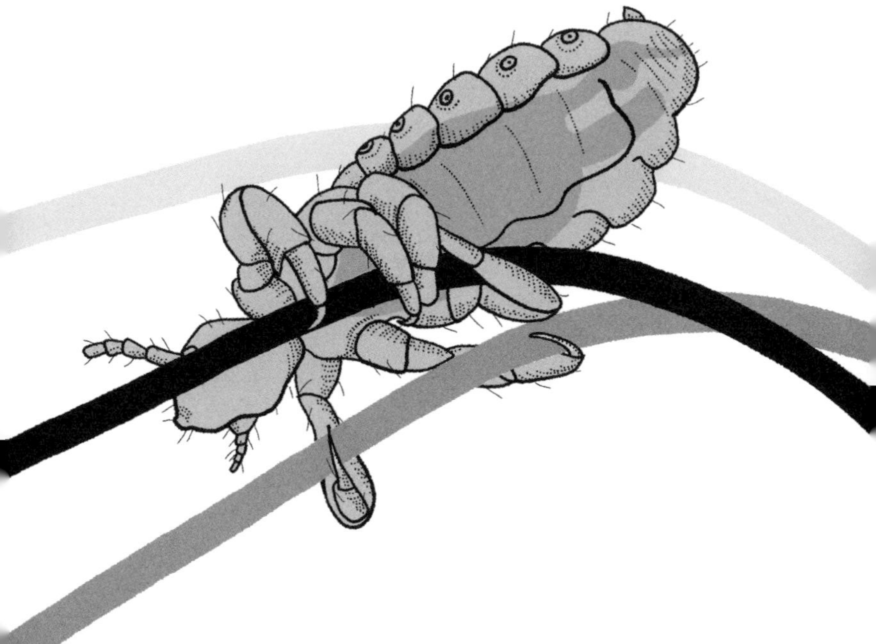

Du bist unfassbar stark.
Nicht, dass diese Information dir viel bringen würde – du musst es nicht machen –, aber du könntest mit deinen Vorderbeinen einen Bleistift hochheben.

Das Zweitausendfache deines eigenen Körpergewichts!

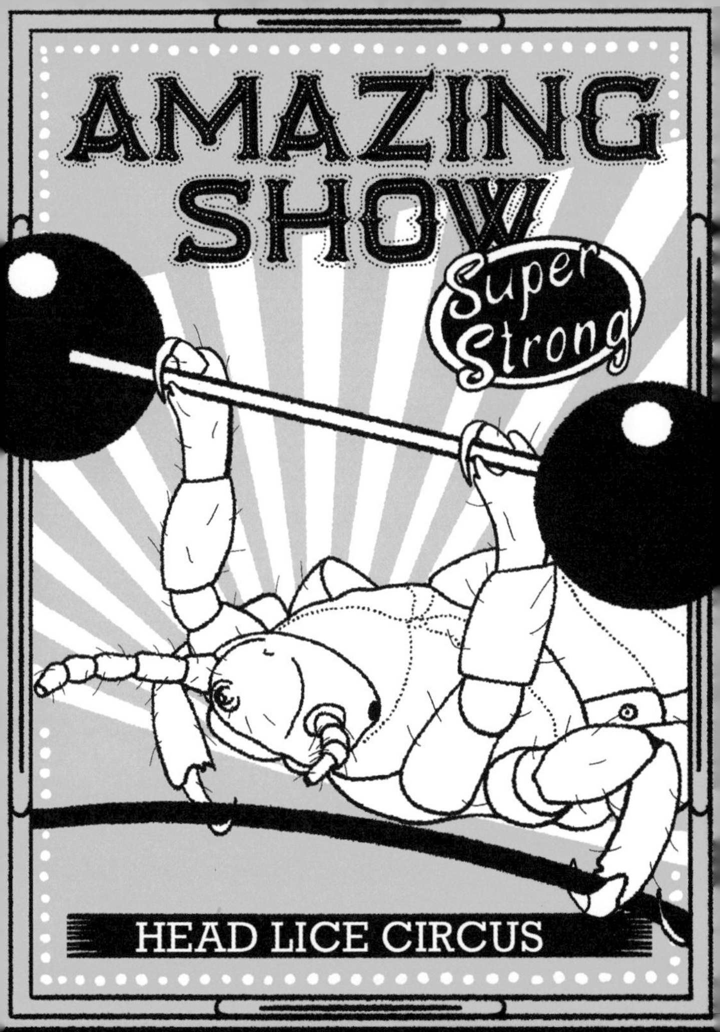

SPEKTAKULÄRE SHOW · Super stark · KOPFLAUSZIRKUS

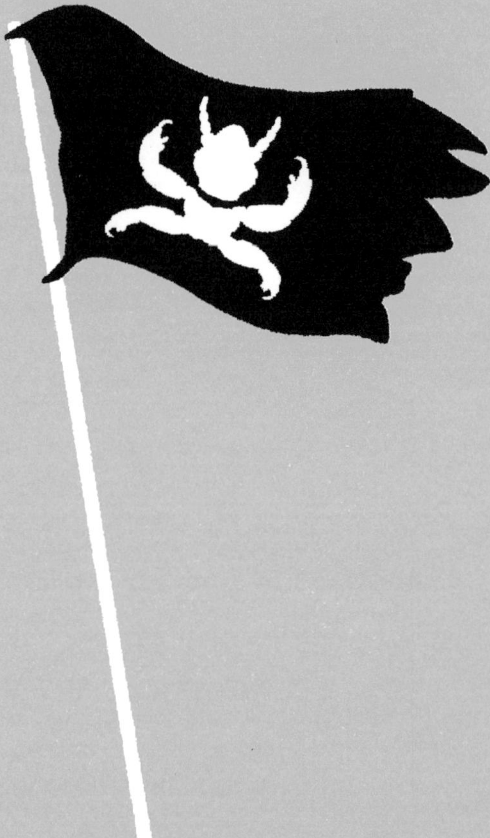

3

HOME SWEET HOME

Wo du dich niederlassen kannst

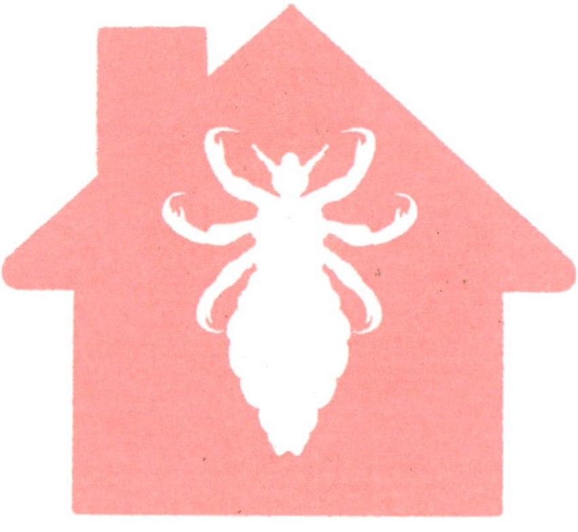

Du kannst nicht einfach irgendwo einziehen. Du brauchst einen Ort, an dem du es warm hast und wo es reichlich zu essen gibt. Vergiss nicht, du bist ein

VOLLPARASIT

Du bist dein ganzes Leben auf einen speziellen Gastgeber angewiesen: einen Menschen.

Andere Handbücher bezeichnen ihn als »Wirt«. Dieser Begriff ist auch in der Biologie üblich.

Wir verwenden hier das Wort »Gastgeber«, denn letztendlich bist du der Gast, der von dem Menschen beherbergt wird.

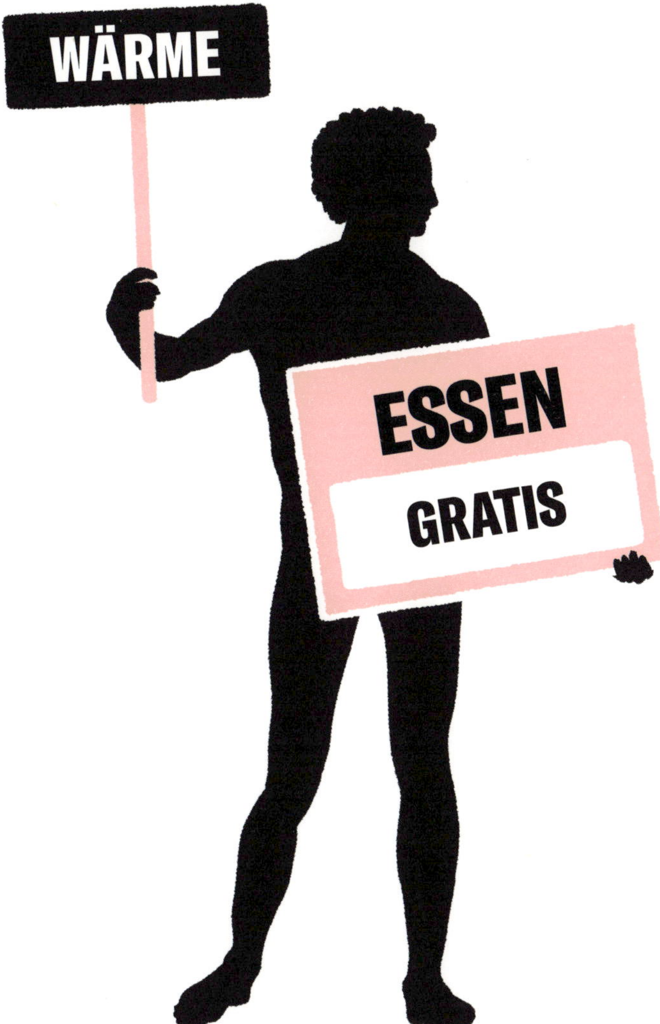
WÄRME
ESSEN
GRATIS

Wenn du deinen Gastgeber verlierst, kannst du gleich dein Testament machen.

Dir bleiben nur wenige Stunden, um einen anderen zu finden und so dein Überleben zu sichern.

GESUCHT - TOT ODER LEBENDIG

WARNUNG

MENSCHEN SIND NICHT GUT AUF LÄUSE ZU SPRECHEN. SIE MÖGEN ES NICHT, VON PARASITEN BEFALLEN ZU SEIN, UND WERDEN MIT ALLEN MITTELN VERSUCHEN, DICH LOSZUWERDEN, OBWOHL DU KEINE KRANKHEITEN ÜBERTRÄGST. DIE SPINNEN, DIE MENSCHEN!

Du musst nicht ins Innerste vordringen, sondern kannst an der Oberfläche bleiben. Denn du bist ein Ektoparasit.

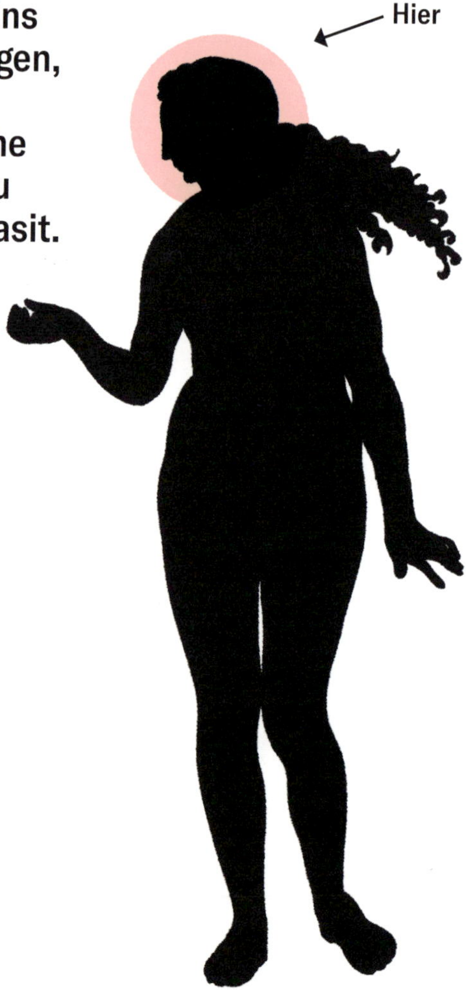

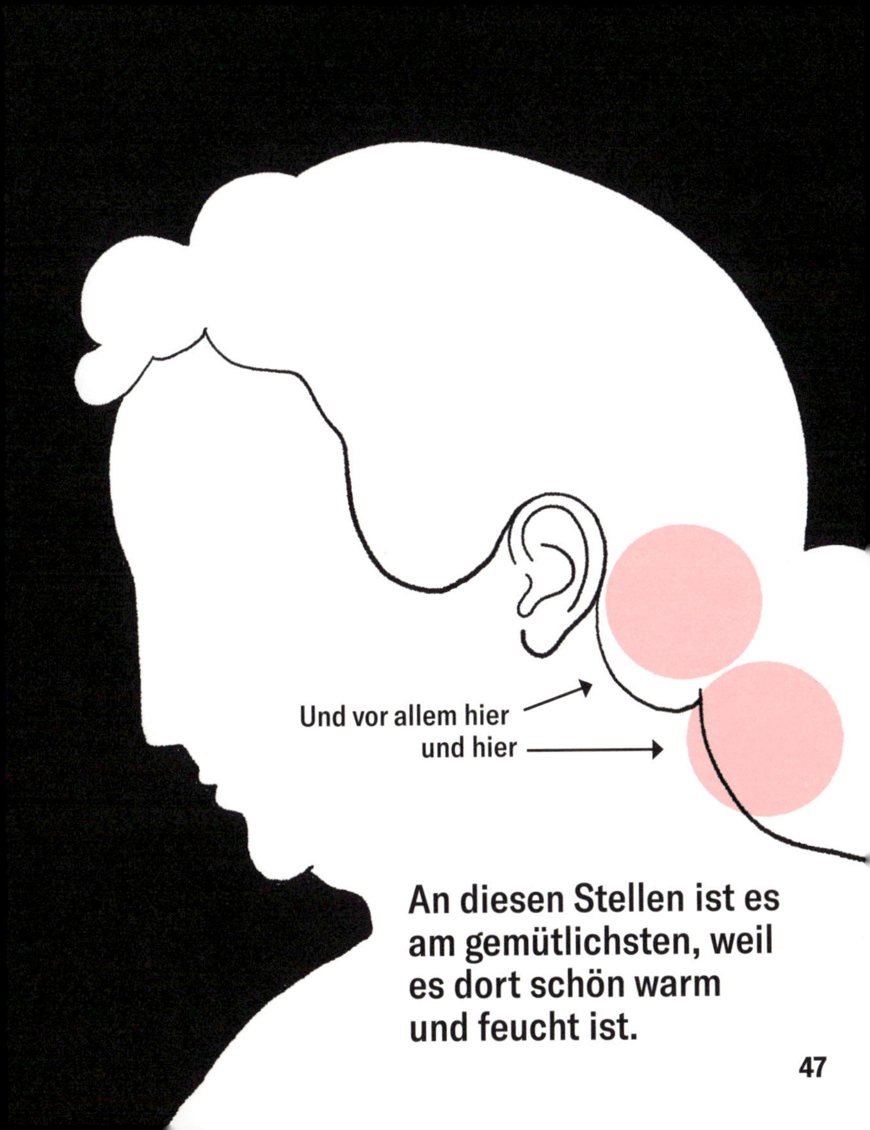

An diesen Stellen ist es am gemütlichsten, weil es dort schön warm und feucht ist.

Du bist nicht die einzige Laus, die auf Menschen wohnt. Du hast Verwandte, die es sich an anderen Stellen bequem machen. Du gehst sie aber nicht besuchen, ihr Lebensraum ist anders als deiner. Außerdem haben sie sogar einen noch übleren Ruf als du.

Hier bist du:

Pediculus humanus capitis
KOPFLAUS

Da sind die anderen:

1 *Pediculus humanus corporis*
KLEIDERLAUS (oder KÖRPERLAUS)

2 *Pthirus pubis*
FILZLAUS (oder SCHAMLAUS)

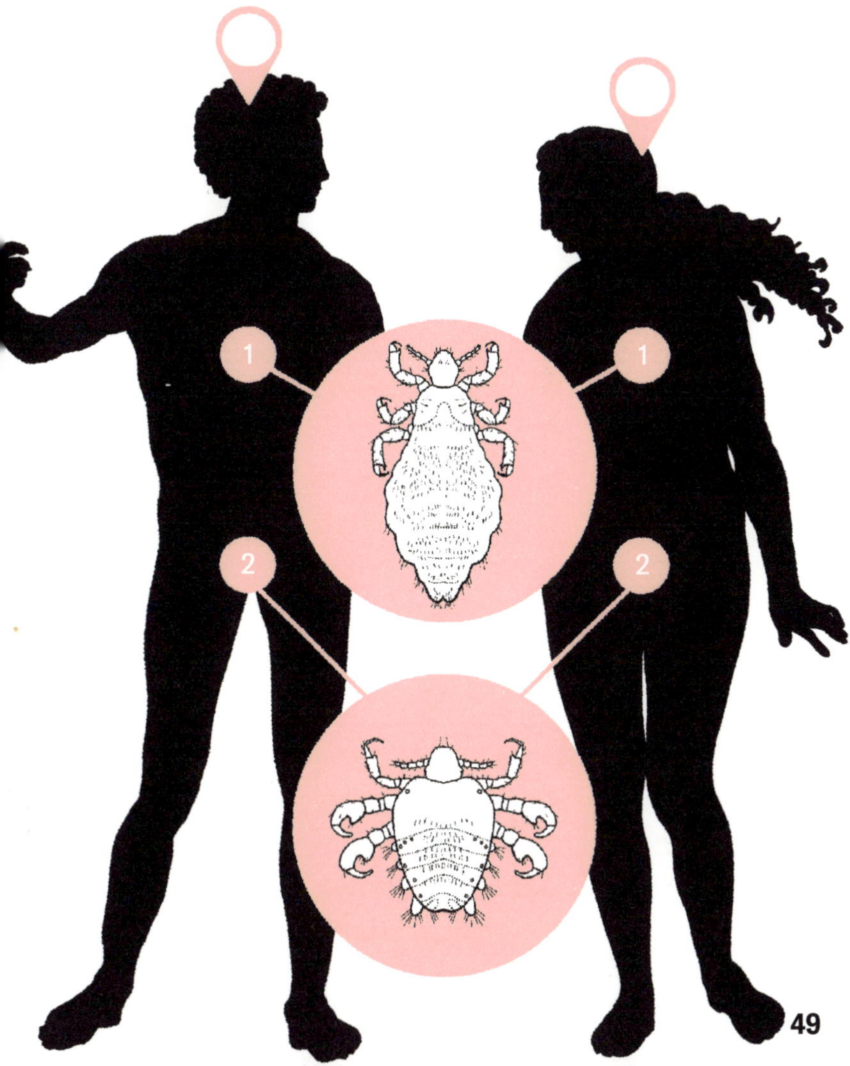
1
1
2
2

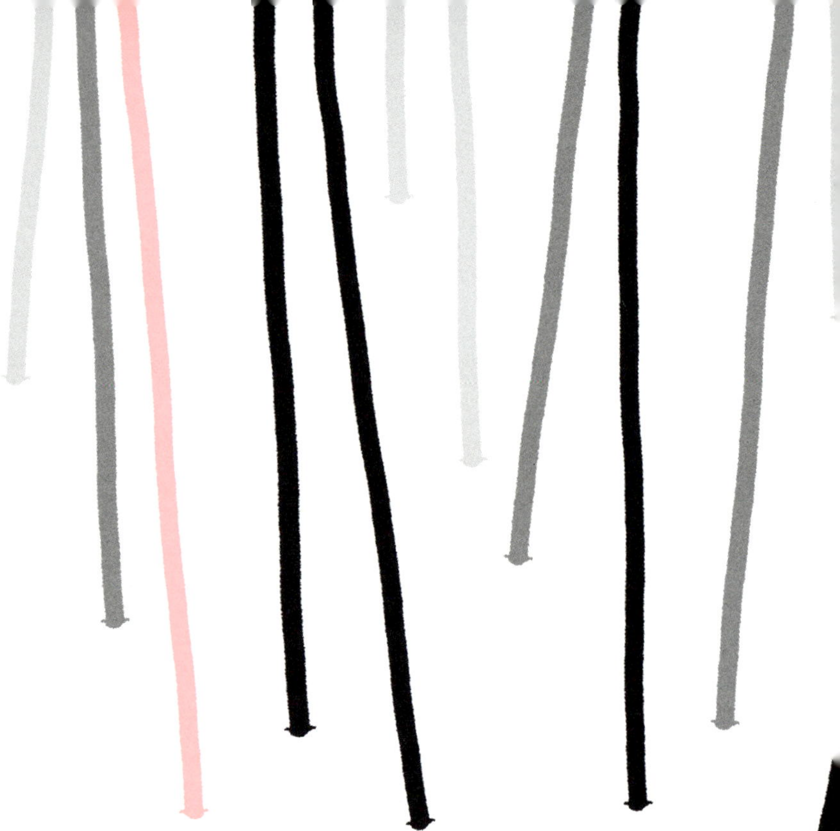

Dein Lebensraum ist riesig, du wirst problemlos eine Bleibe finden. So könnte es an deinem neuen Wohnort aussehen.

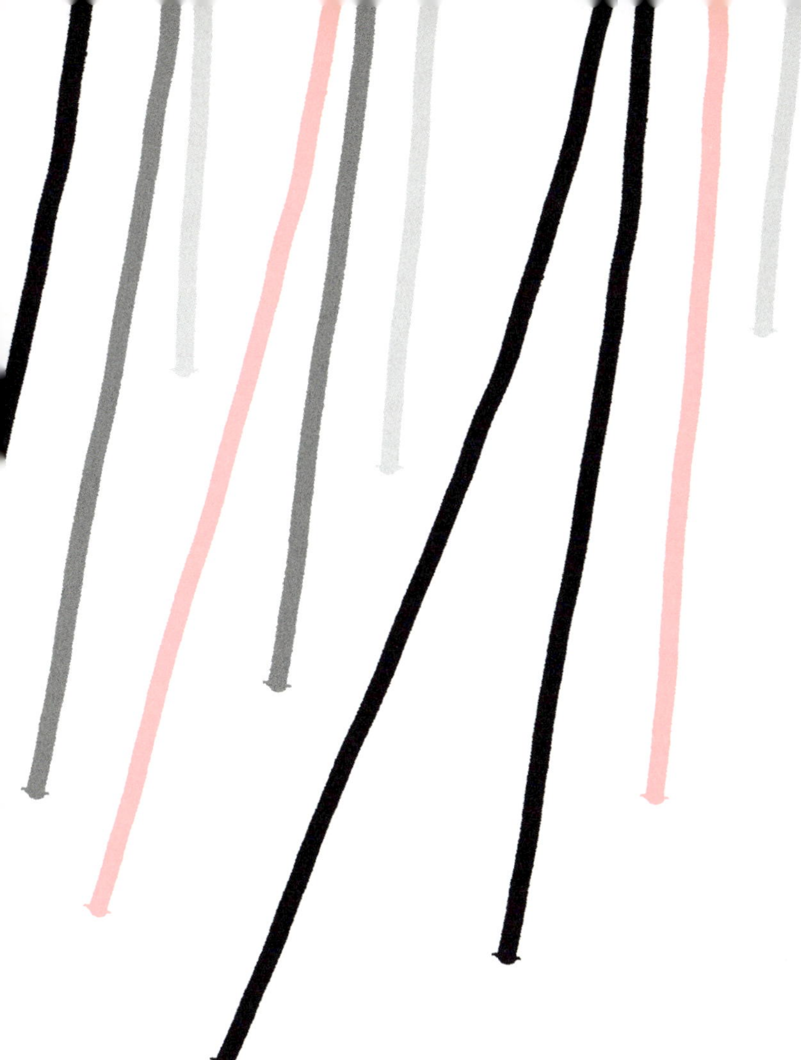

LÄUSEPRESSE: NACHRICHTEN UND KONTAKTANZEIGEN

MÄDCHEN
Weibliches Exemplar mit mehreren Geschwistern, die alle bei den Eltern im Bett schlafen.

JUNGE
Männliches Exemplar, 8 Jahre alt. Kurze, goldblonde Locken. Mag weder Kamm noch Bürste, hasst Läusekämme.

ERWACHSENE
37 Jahre alte Frau, Mutter von drei Kindern im Schulalter. Sehr glattes Haar, ohne Ammoniak gefärbt.

JUNGER MANN
Rötliche Dreadlocks mit passendem Bart. Freundeskreis mit ähnlichen Merkmalen.

JUNGE
Dreijähriger kleiner Bub, fünf Tage die Woche im Kindergarten.

ERWACHSENER
Mittelalter Mann, Grundschullehrer. Schwarzes, lockiges Haar.

ACHTUNG!

⚠

GEFAHR!

Demnächst Neueröffnung eines Zentrums zur professionellen Läusebekämpfung. Es wird dringend geraten, die Gegend zu meiden.

MÄDCHEN
Wohnt im Internat, schläft im Mehrbettzimmer. Langeweile ausgeschlossen.

ZUR ERINNERUNG! AN DIE LÄUSEGEMEINSCHAFT
Exemplare ohne Kopfhaar, allgemein auch »Kahlköpfe« genannt, sind als Wohnort für Läuse nicht geeignet. Weitersuchen!

JUNGE
Junges Exemplar mit tierlieben Eltern. Garantiert lange Aufenthaltsdauer.

TEENAGER
Männliches Exemplar, 16 Jahre alt. Sehr gepflegt und reinlich. Halblanges, weiches, blondes Haar. Macht gerne Selfies mit seinen Freunden. Dein Leben wird auf seinen Social-Media-Kanälen erzählt werden. Du wirst berühmt! Garantiert!

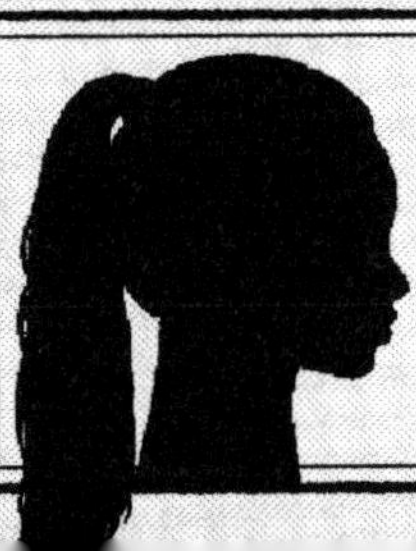

TEENAGER
Weibliches Exemplar, 14 Jahre alt. Von Natur aus kastanienbraunes, sehr langes Haar, meist zu einem hohen Pferdeschwanz gebunden. Frisches, nahrhaftes Blut. Alles, was das Herz begehrt.

TEENAGER
Mädchen mit halblanger Lockenmähne. Braunes Haar mit goldenen Strähnchen. Spielt in einer Fußballmannschaft, geht alle zwei Tage zum Training.

LAST MINUTE

Bald geht für die Menschenkinder die Schule wieder los. Alle Kopfläuse sind zu diesem großen Fest herzlich eingeladen. Läuse werden garantiert wieder Top-Thema in den Elterngesprächen sein. Aber Vorsicht: Die Veranstaltung ist mit Risiken verbunden!

MÄDCHEN

12-jähriges weibliches Exemplar mit sehr langen, roten, lockigen Haaren. Extrem reinlich.

JUNGE

Kleiner Junge, der mit Begeisterung Mützen und Kappen trägt und diese auch gerne mit seinen ebenfalls mützentragenden Freunden tauscht.

JUNGE

Neunjähriges männliches Exemplar mit einem Faible für verschiedene Kontaktsportarten.

MÄDCHEN

Elfjähriges weibliches Exemplar. Blonde, sehr lange, glatte Haare. Kapitänin einer Volleyballmannschaft. Berühmt für ihre Pyjama-Partys.

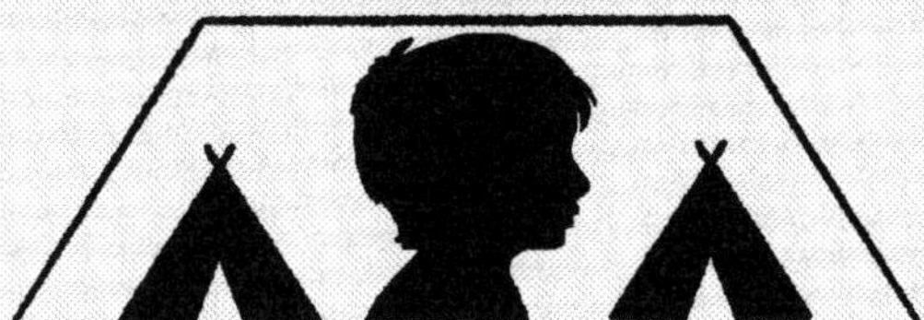

Männliches Exemplar, zehn Jahre alt, mit kurzen, glatten, schwarzen Haaren, gemeinsam mit 83 Kindern im Alter von 8 bis 14 Jahren im Zeltlager. Hier kannst du nach Herzenslust auf Entdeckungsreise gehen und dich vermehren. Zwei Wochen ohne elterliche Aufsicht. Verwilderte Exemplare, die permanent die Köpfe zusammenstecken. Mit Reinlichkeit ist nur sehr eingeschränkt zu rechnen.

IM DOPPELPACK: ZWILLINGE

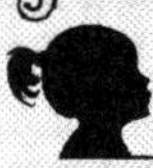

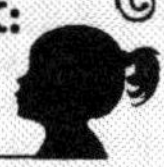

Eineiiges Zwillingspärchen. Zwei kleine blonde Mädchen mit gepflegten, langen, glatten Haaren. Mehrmals täglich garantierter Kontakt mit Gelegenheit zum Austausch. Erschwerter Einsatz des Läusekamms. Hervorragende Überlebenschancen. Langfristige Perspektive.

GELEGENHEIT ZUR MASSENHAFTEN BESIEDLUNG

Zusammenkunft anlässlich eines Kindergeburtstages inklusive Bällebad und Spiele mit Berührungsgarantie. Vergrößere deine Familie in einer fröhlichen und angenehmen Umgebung.

Du kannst dir (fast) jeden Menschen aussuchen.

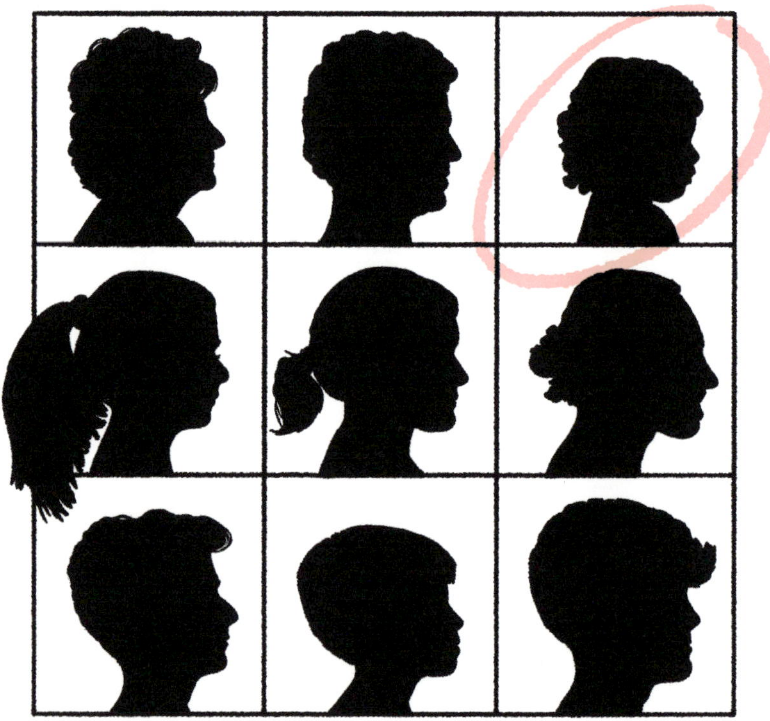

Du bist nicht besonders anspruchsvoll. Ob der Kopf sauber oder schmutzig ist, ist dir egal, auch wenn du es im Allgemeinen lieber reinlich magst und glattes Haar bevorzugst. Um Kahlköpfe machst du natürlich einen Bogen!

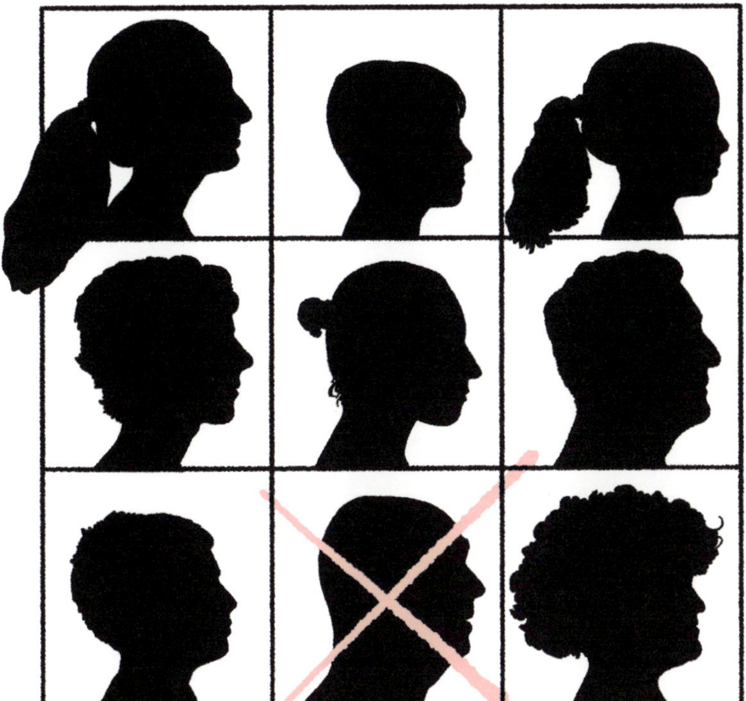

Je jünger dein Gastgeber ist, desto besser, denn die meisten erwachsenen Exemplare entwickeln mit der Zeit eine ziemlich unangenehme Talgproduktion.

Dein Territorium ist groß und du kannst es erkunden. Du bist ziemlich schnell. Diese Strecke könntest du in 40 Sekunden zurücklegen. Auf trockenem Haar, wohlgemerkt. Auf Papier kommst du nicht voran.

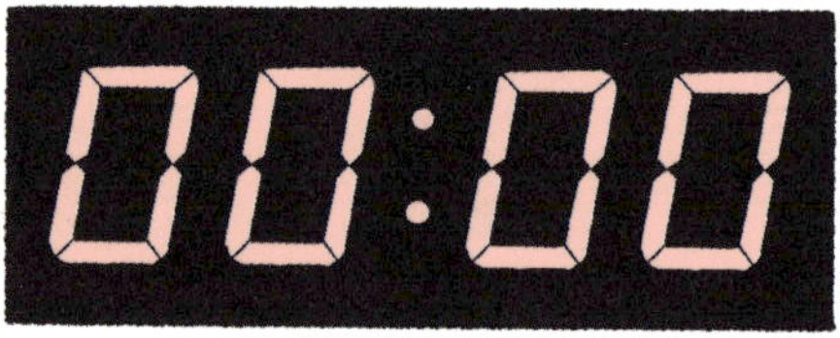

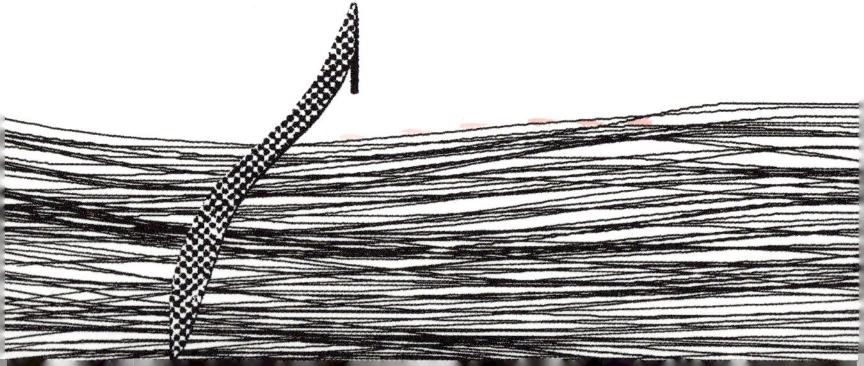

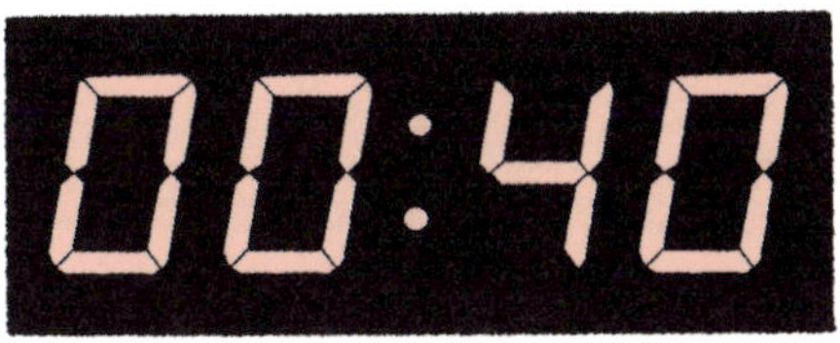
00:40

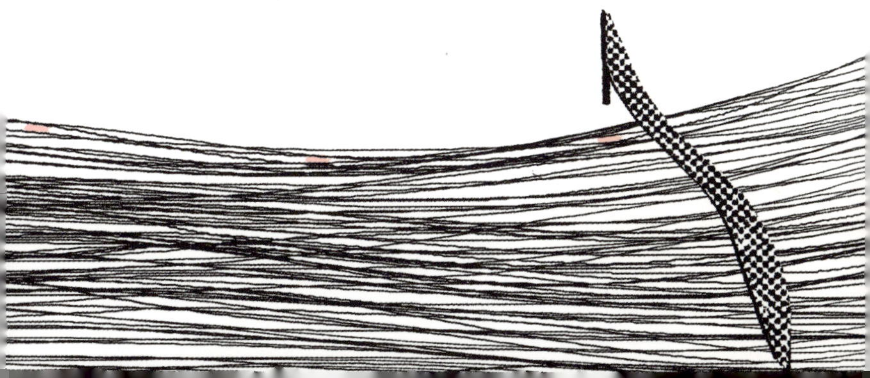

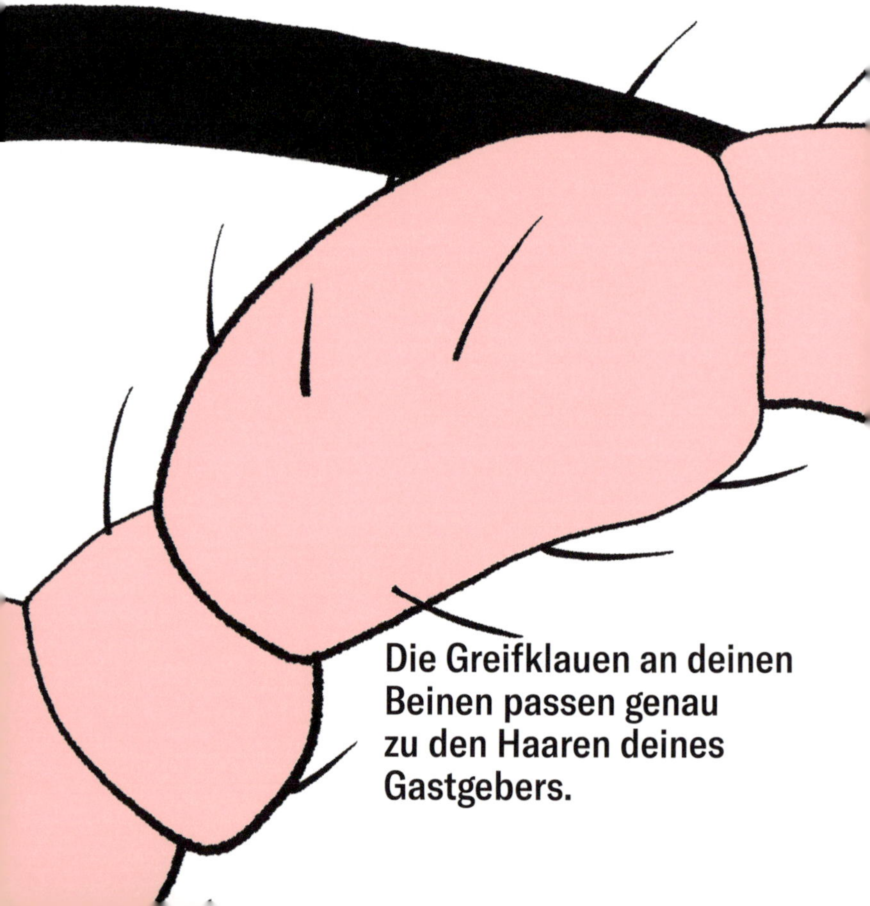

Die Greifklauen an deinen Beinen passen genau zu den Haaren deines Gastgebers.

Mit ihnen kannst du nicht springen, aber das ist auch gar nicht nötig. Du bist perfekt an deine Umgebung angepasst und brauchst dich nur von Haar zu Haar zu hangeln.

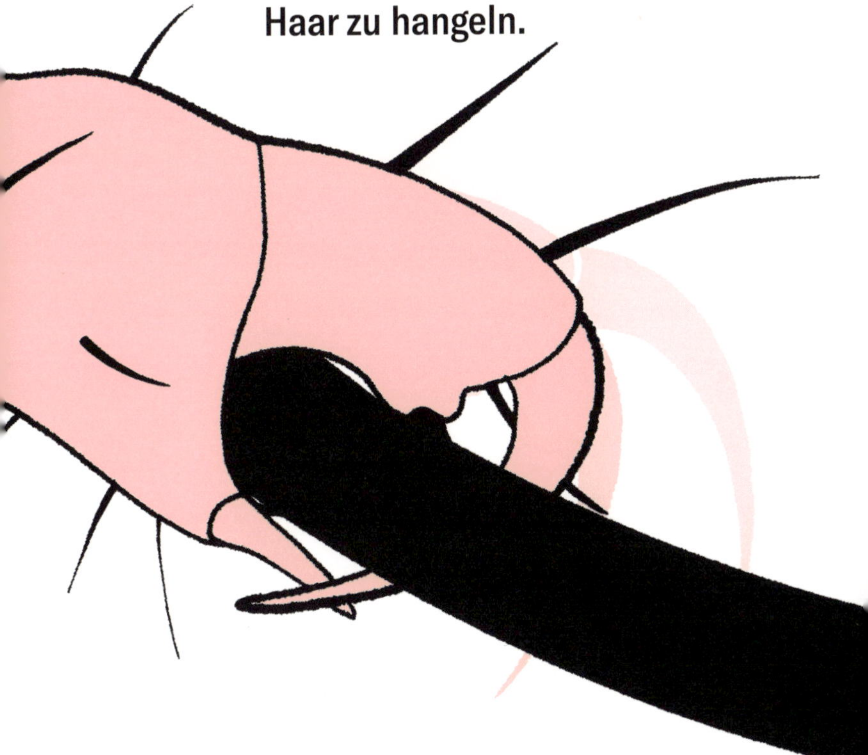

Deine akrobatischen Fähigkeiten kannst du unter Beweis stellen, indem du die gesamte Haarlänge entlangkrabbelst. Aber die besten Lebensbedingungen findest du in der Nähe der Kopfhaut.

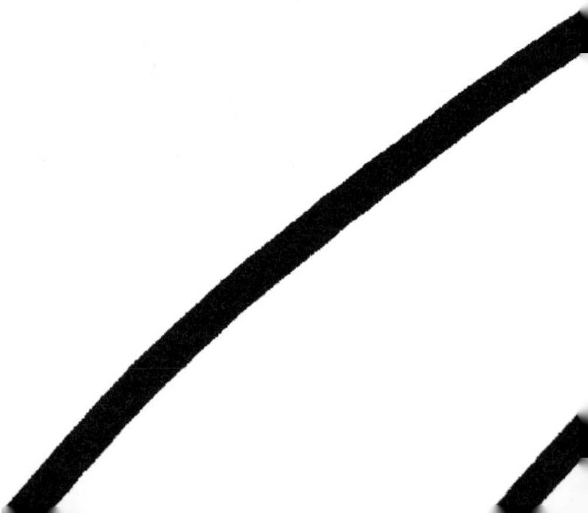

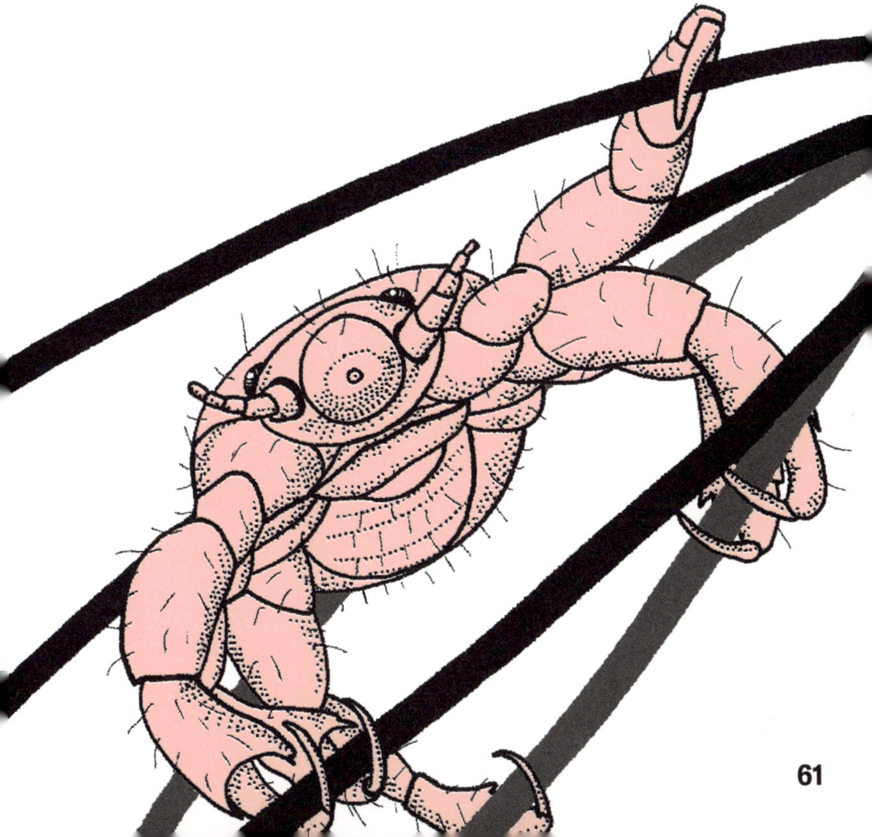

Normalerweise bleibst du dein ganzes Leben lang bei deinem Gastgeber, aber du kannst auch auf Reisen gehen, wenn du möchtest.

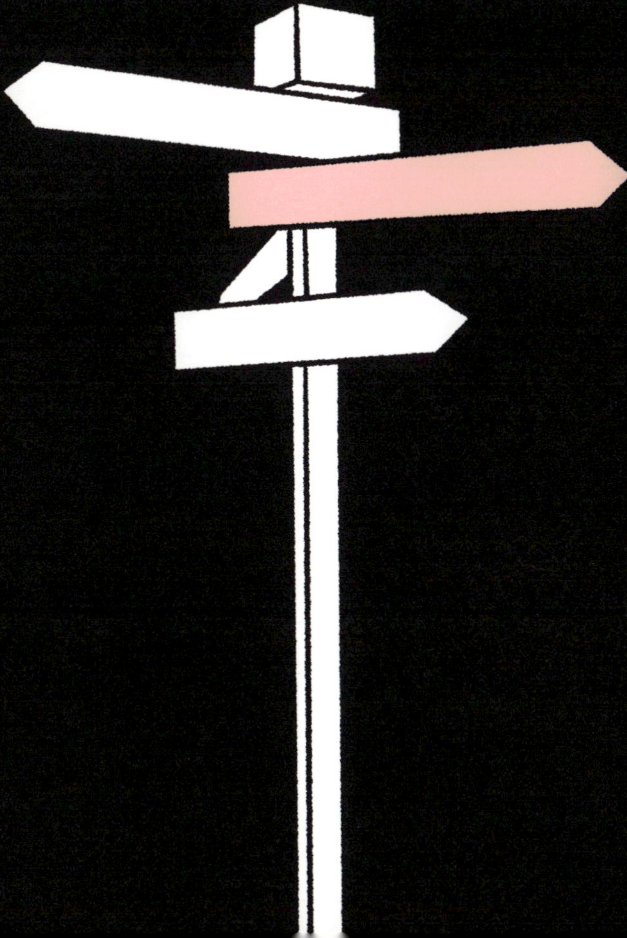

Amtliche Vermerke der ausstellenden Behörde / Official observations of the authorities responsible for issuing the passport / Observations officielles des autorités compétentes pour délivrer le passeport

HLK

PHC027521

KOPFLAUS-REPUBLIK **REISEPASS** **PASSPORT**

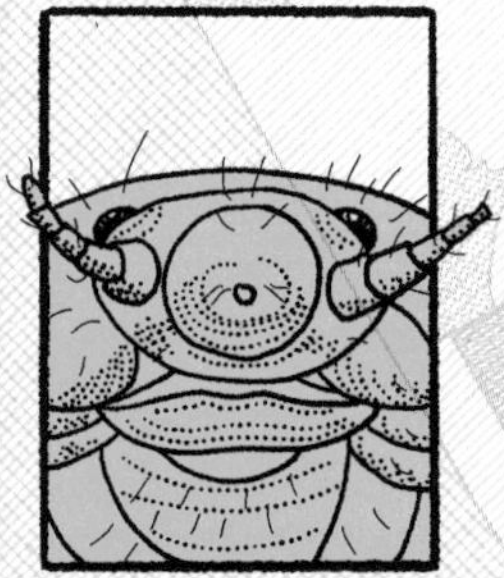

Typ / Type / Type: P
Code / Code / Code: KLR
Pass-Nr. / Passport No. /Passeport No.: PHC027521

Vornamen / Given Names / Prénoms
PEDICULUS HUMANUS CAPITIS

Ordnung / Order / Ordre
PHTHIRAPTERA (TIERLÄUSE)

Unterordnung / Sub-order / Sous-ordre
ANOPLURA (ECHTE TIERLÄUSE)

Familie / Family / Famille
PEDICULIDAE (MENSCHENLÄUSE)

Gattung / Gender / Genre
PEDICULUS

Art / Species / Espèces
HUMANUS (MENSCHENLAUS)

Unterart / Sub-species / Sous-espèce
KOPFLAUS

Geburtsort / Place of birth / Lieu de naissance
MENSCHLICHES KOPFHAAR

Ausstellungsdatum / Date of issue / Date de délivrance
01/10/2023

Unterschrift der Inhaberin, des Inhabers / Signature of bearer / Signature de la titulaire, du titulaire

K. Laus

<HUMANUS<CAPITIS<<PEDICULUS<<<<<<<<<<<<<<<<<<<<<<<<<<<<<<<

<PHTHIRAPTERA<ANOPLURA<<PEDICULIDAE<<<<<<<<<<<<<<<<<<<<<<<<

Einen Pass brauchst du nicht, aber wenn du einen hättest, stünde dein offizieller Name darin. Eine Verwechslung ist unmöglich, das bist du!

Klar, auf der Straße wirst du von allen »Laus« genannt, manchmal noch mit dem Zusatz »lästig«, »nervig« oder »ärgerlich«. Du solltest das aber nicht persönlich nehmen. Wir wissen ja schon, dass du bei deinen Gastgebern keinen guten Ruf genießt.

Wenn du deinen Wirt oder deine Wirtin wechseln möchtest, musst du nur warten, bis sich ein anderer Mensch nähert. Dann packst du die Gelegenheit buchstäblich beim Schopf.

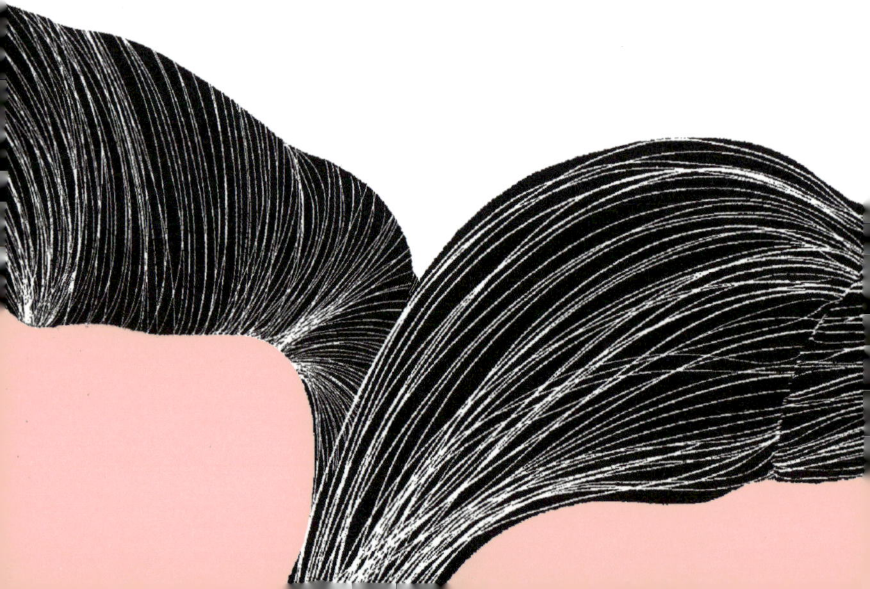

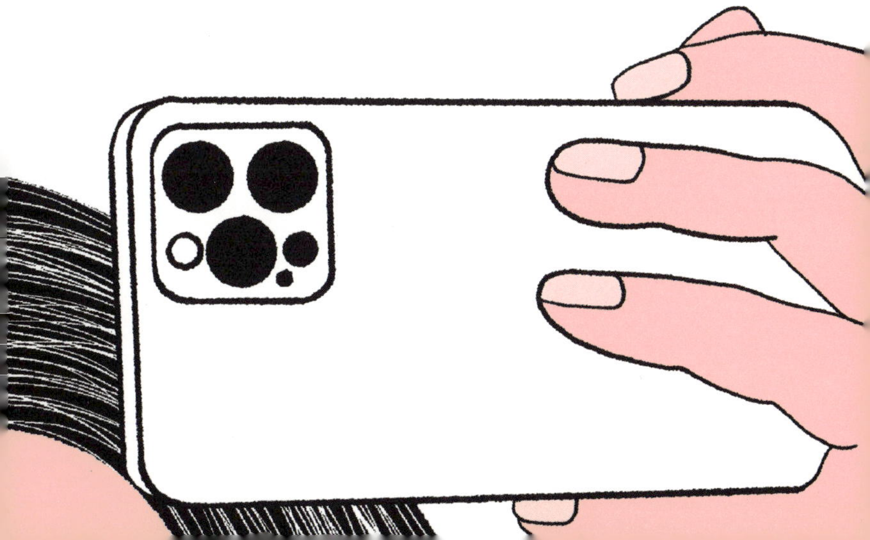

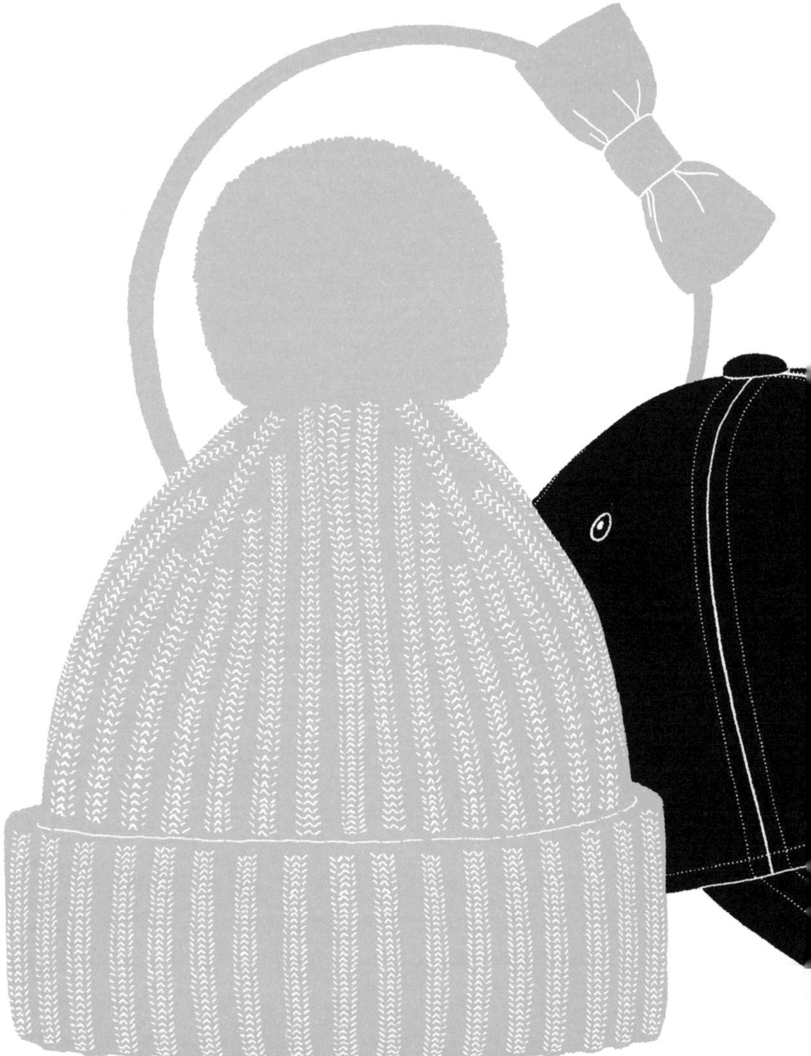

Manchmal tauschen die Menschen untereinander Mützen, Kappen oder Haarschmuck aus, die du ebenfalls für einen Umzug nutzen kannst. Aber solche Transportmittel sind riskant. Vergiss nicht, dass du deinen neuen Gastgeber rasch finden musst, sonst stirbst du an Entkräftung oder erfrierst.

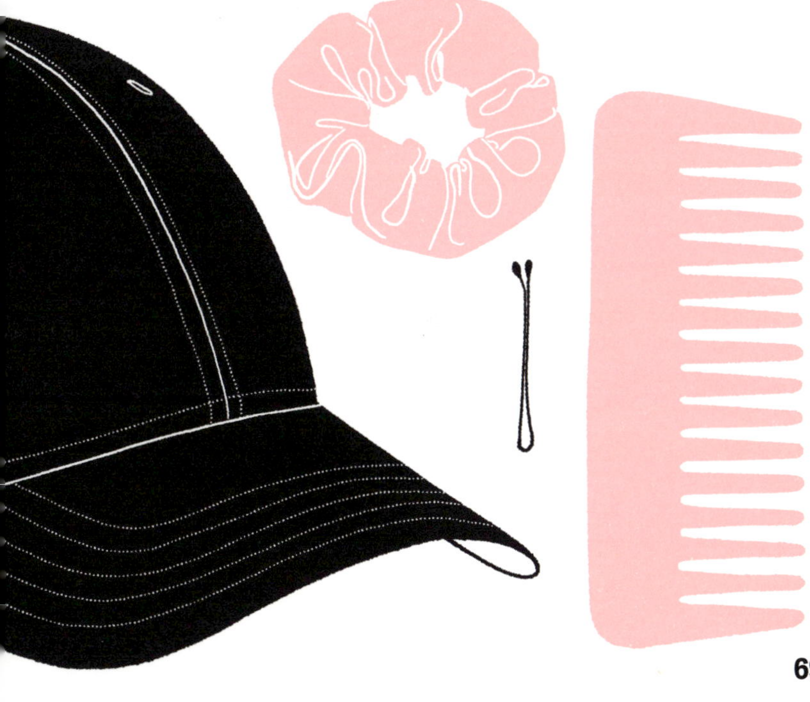

Wie du schon weißt, kannst du nicht fliegen. Aber es gibt Belege, dass eine Laus es trotzdem geschafft hat … auf dem Rücken einer Fliege.

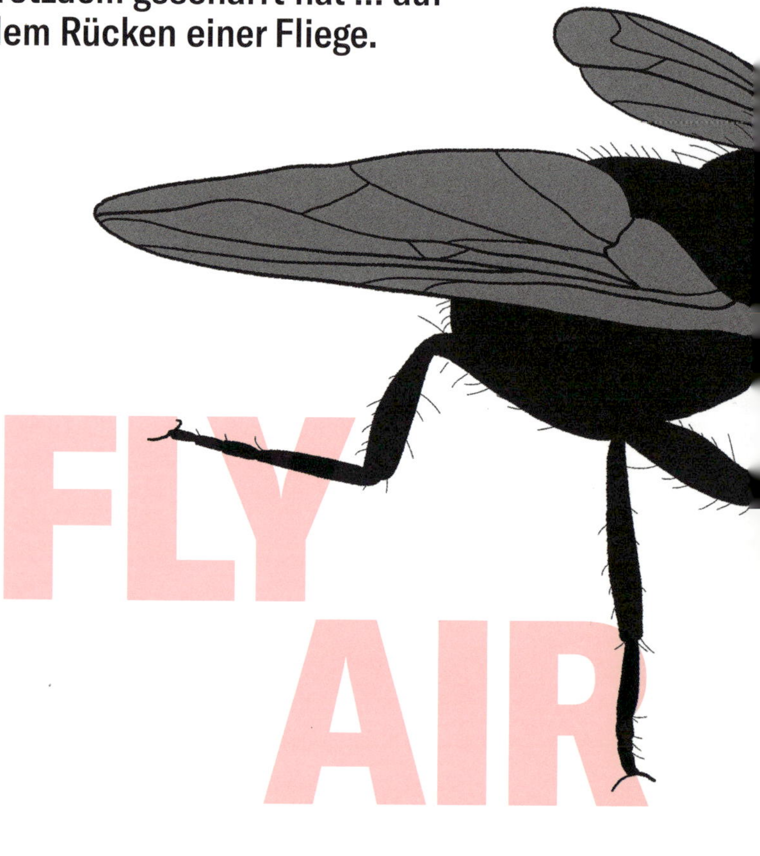

Das Problem ist nur: Du weißt nicht, wo sie landen wird und du absteigen kannst. Außerdem haben diese Zweiflügler bekanntermaßen eine Vorliebe für eklige Sachen.

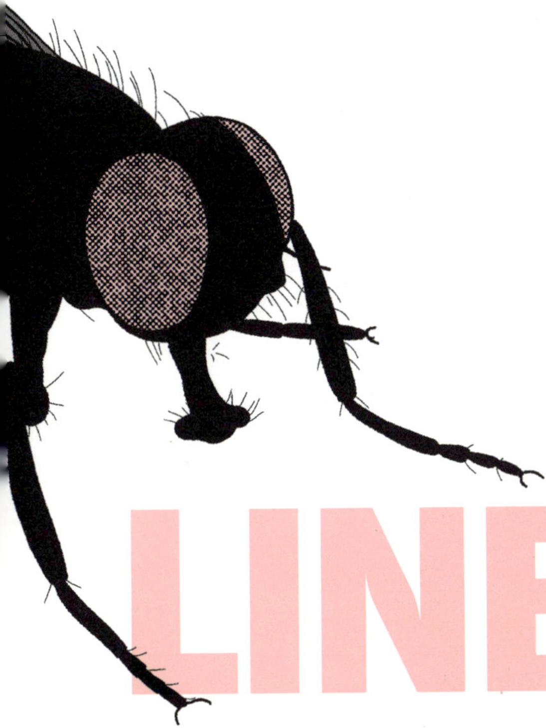

LINES

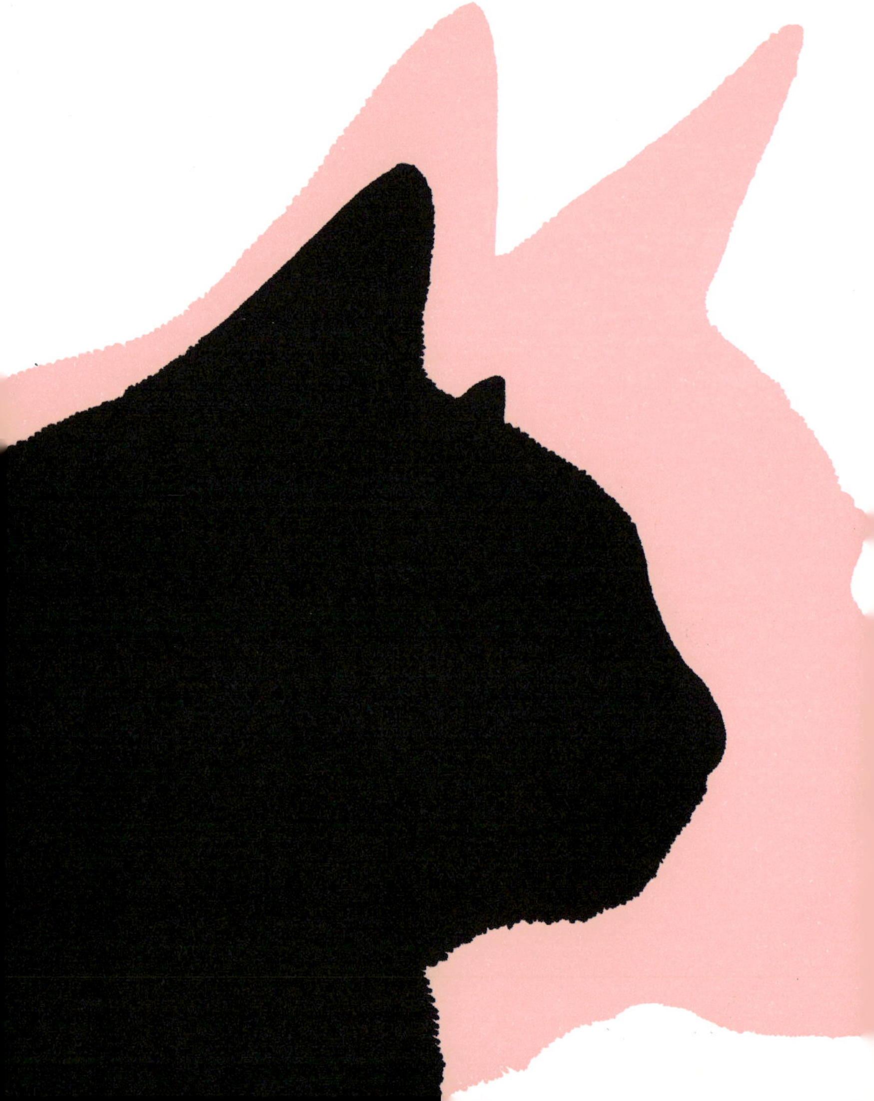

Haustiere kannst du vergessen! Sie dienen dir weder als Transportmittel noch als Zuhause, sie haben ihre eigenen Läuse.

Jede Laus ist auf ihren Gastgeber spezialisiert, ob Vogel oder Säugetier.

Du kannst nur auf dem Kopf eines Menschen überleben.

Ergreife die Flucht, wenn dein Gastgeber Fieber hat. Hohe Temperaturen tun dir nicht gut.

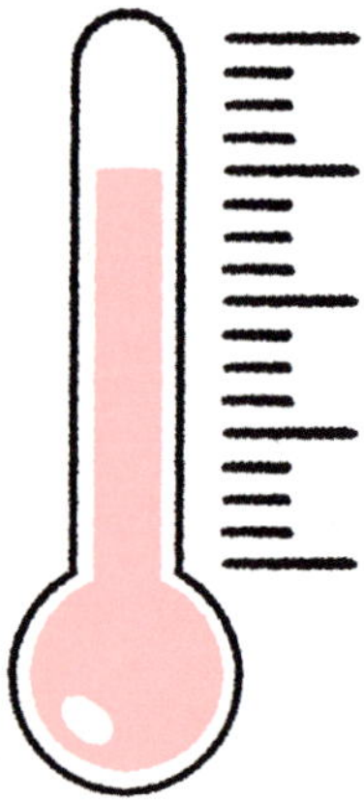

Pack die Koffer, wenn dein Gastgeber stirbt. Denn dann geht dir die Nahrung aus!

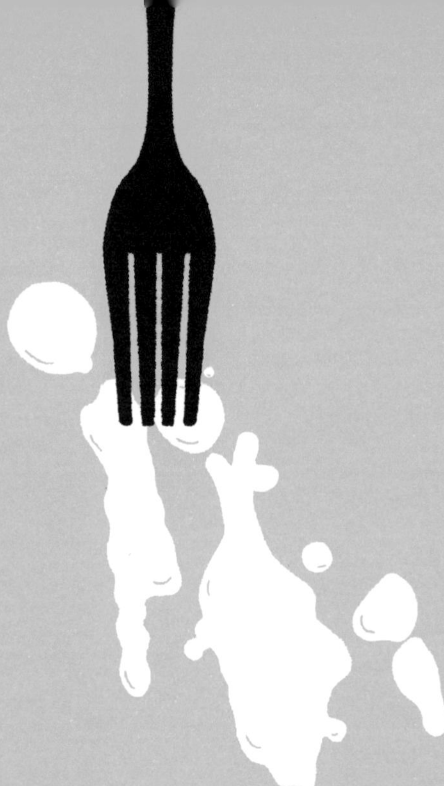

4

MAHLZEIT!

Lecker, bekömmlich und so nahrhaft

MENÜ

VORSPEISE

Blut

HAUPTGERICHT

Blut

DESSERT

Blut

KOSTENLOSES BUFFET

Alles Blut ist menschlichen Ursprungs
und wird nach Bedarf serviert.

Versuche nicht, erfinderisch zu sein. Du bist eine blutsaugende Laus. Blut ist das Einzige, das du essen kannst.

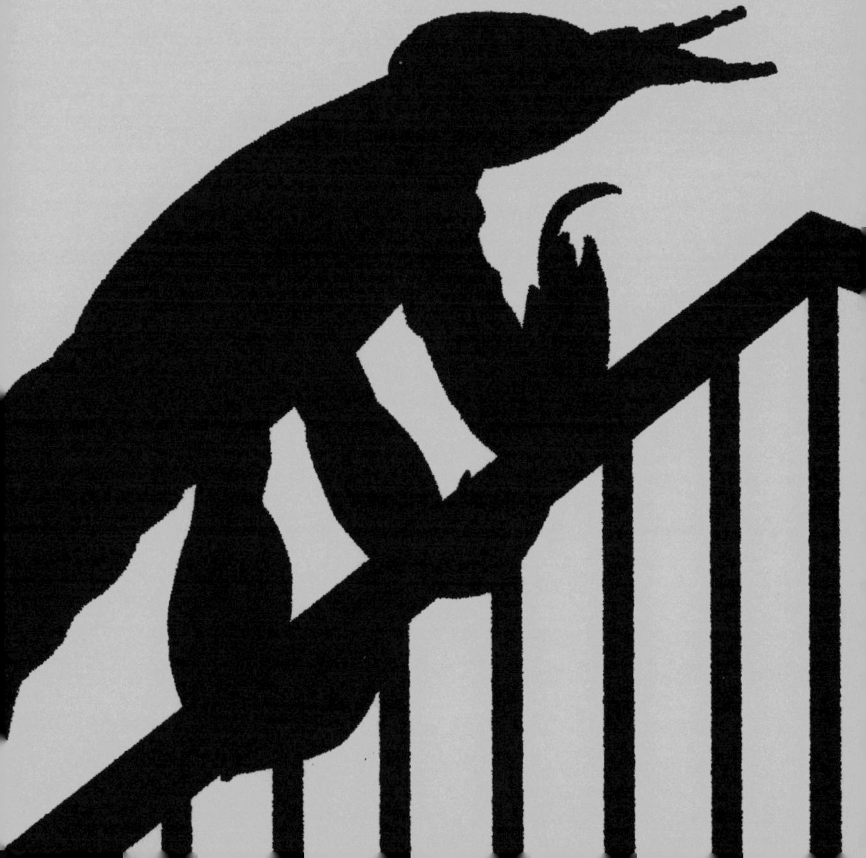

Deine Mundwerkzeuge sind darauf spezialisiert, direkt an das Blut deines Gastgebers zu gelangen, indem du seine Blutgefäße anzapfst.

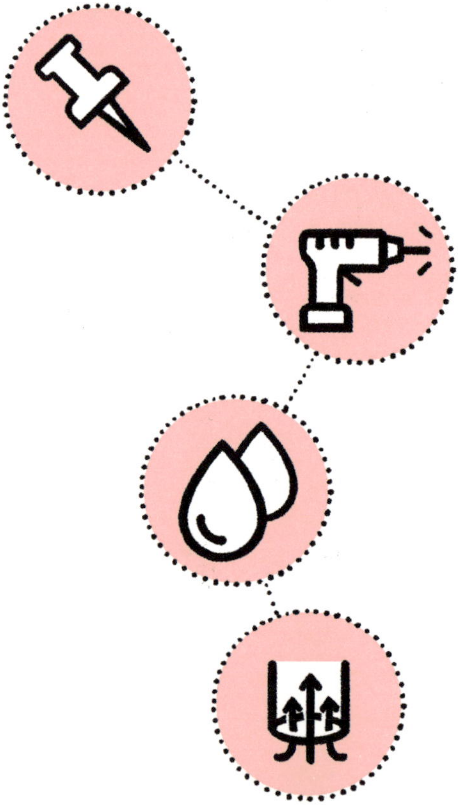

1.
FESTBEISSEN

2.
KOPFHAUT AUFRITZEN

3.
SPEICHEL INJIZIEREN

4.
BLUT SAUGEN

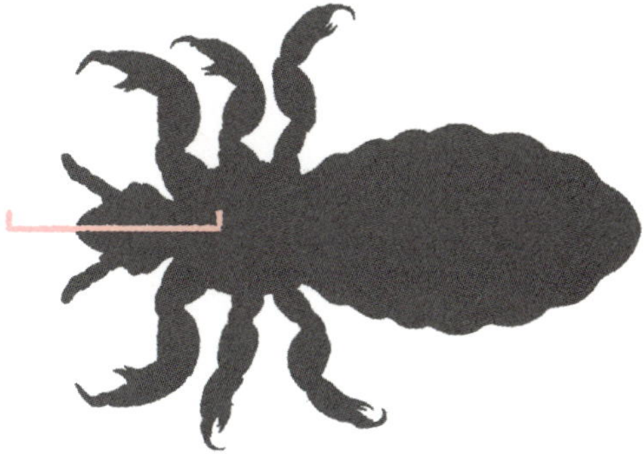

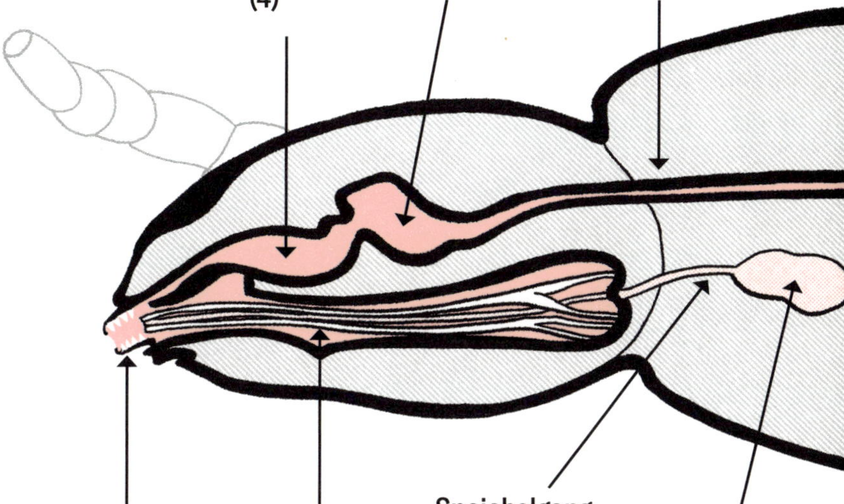
Cibarialpumpe (4)
Rachen (4)
Speiseröhre
Zähnchen (1)
Stechborsten (2)
Speichelgang (3)
Speicheldrüse (3)

Ideal sind fünf bis sechs
Blutmahlzeiten täglich.

Du weißt ja: Wenn du dich
nach Abwechslung sehnst,
kannst du umziehen.

Hinweis: Geschmackliche
Unterschiede können nicht
garantiert werden, aber
zumindest kannst du auf diese
Weise dein Fernweh befriedigen.

Bearbeiten Alarm +

08:00
Essen

12:00
Essen

17:00
Essen

22:00
Essen

03:00
Essen

Wenn du über die Kopfhaut
deines Menschen spazierst,
lass dich von der Wärme leiten
und suche ein Blutgefäß.

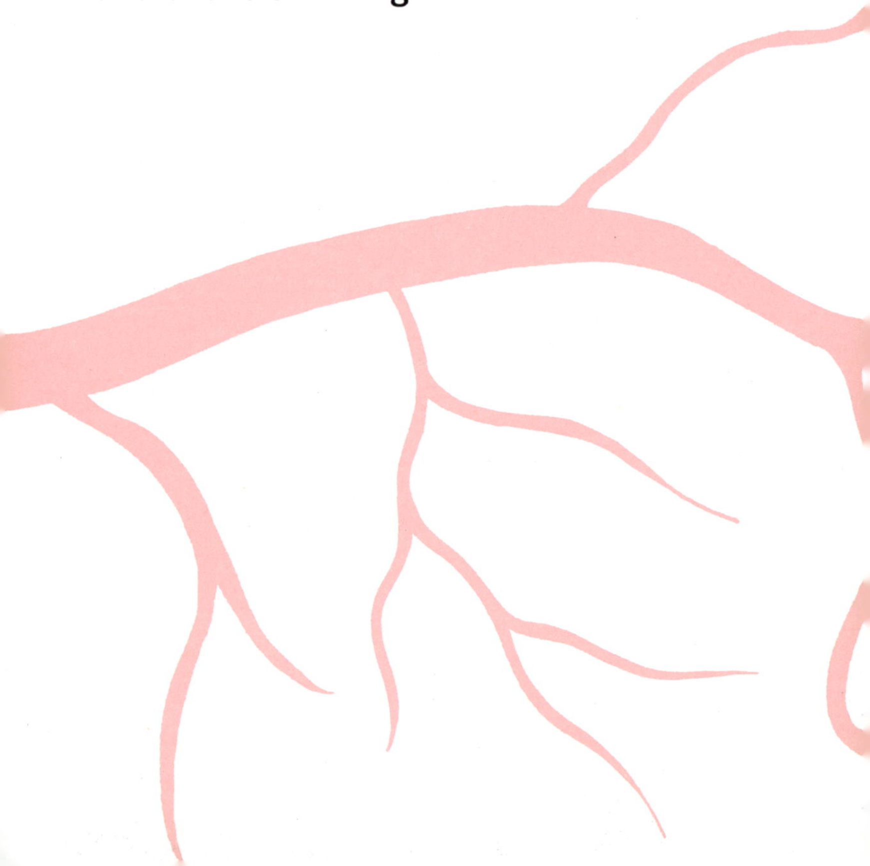

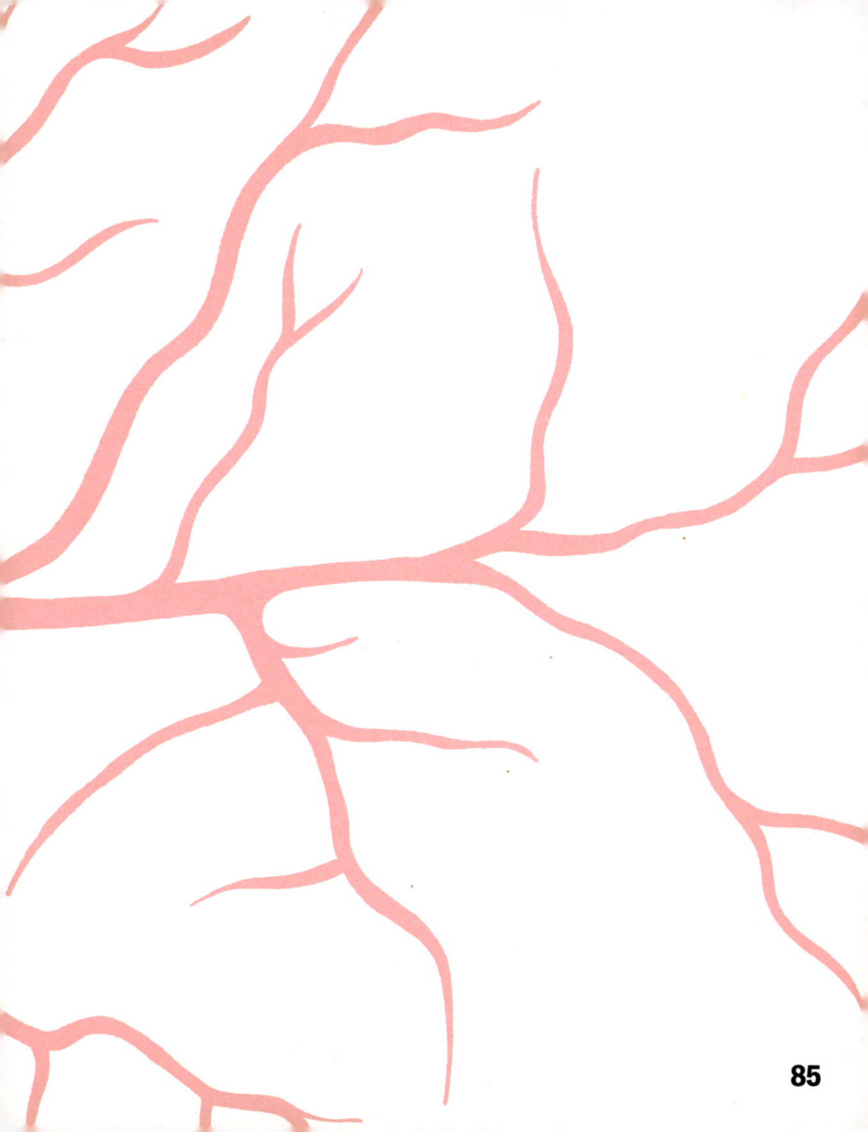

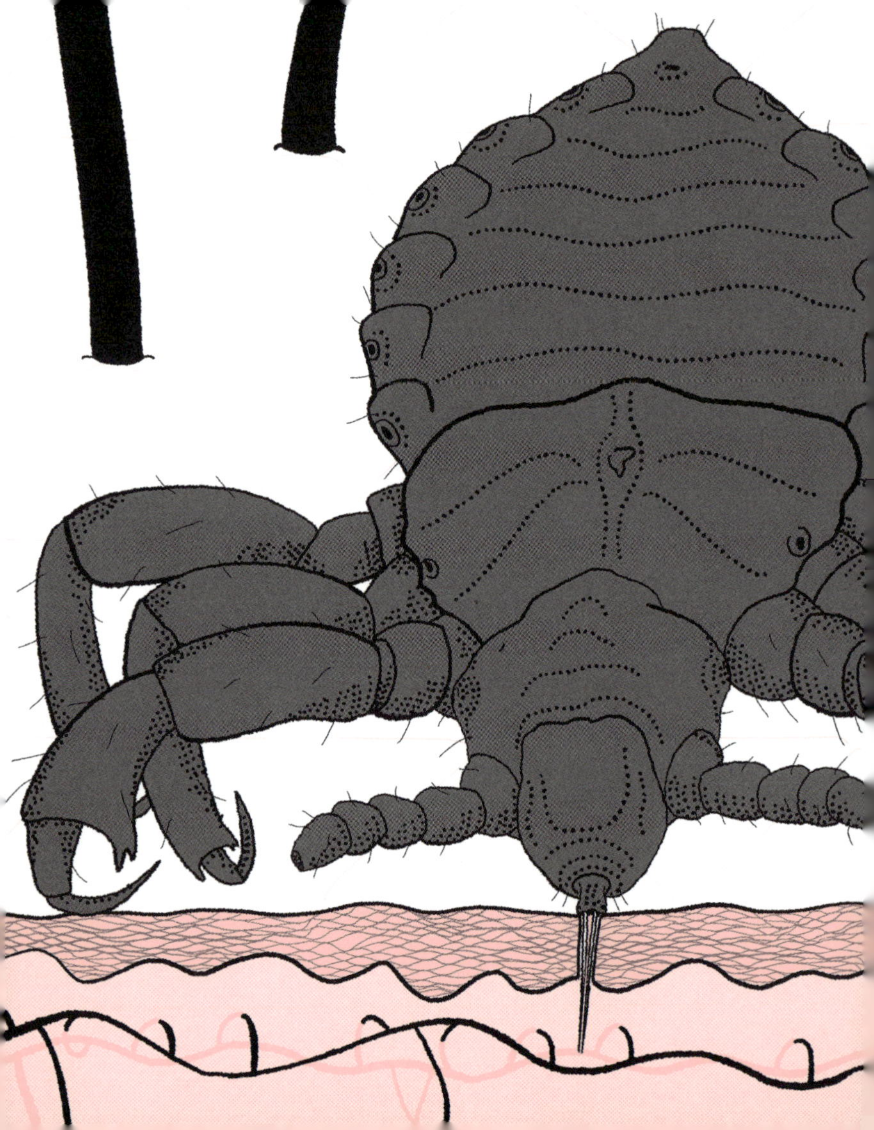

Sobald du ein Blutgefäß gefunden hast, hältst du dich mit deinen Zähnchen an der Kopfhaut deines Gastgebers fest. Dann durchstößt du die Haut mit deinen Stechborsten und bohrst, bis du auf den Blutstrom triffst.

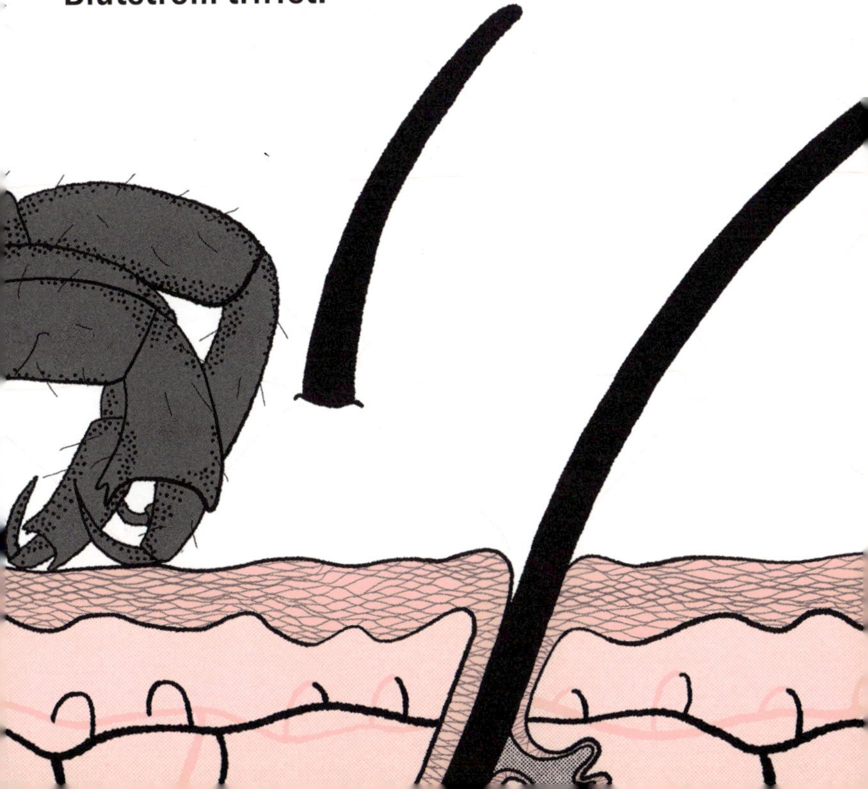

Gib etwas Speichel hinzu, damit das Blut nicht gerinnt und verklumpt. Du kannst trinken, bis du satt bist.

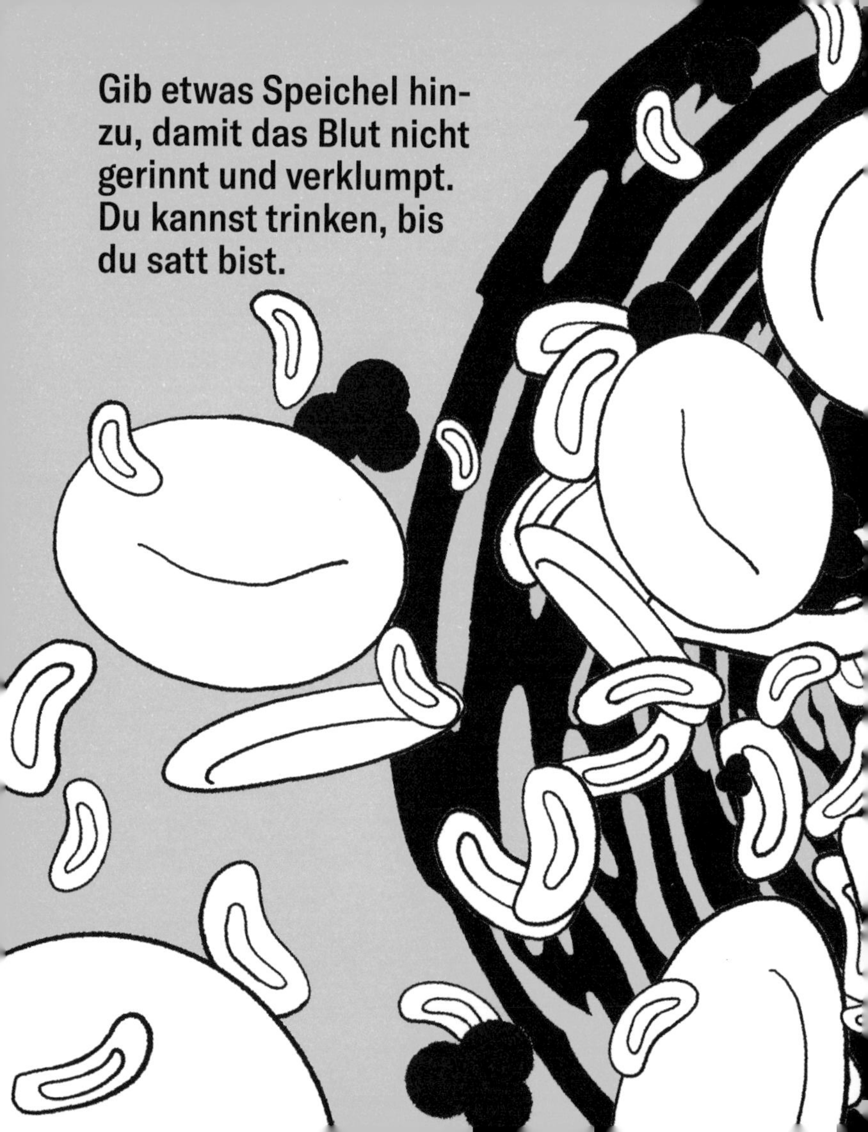

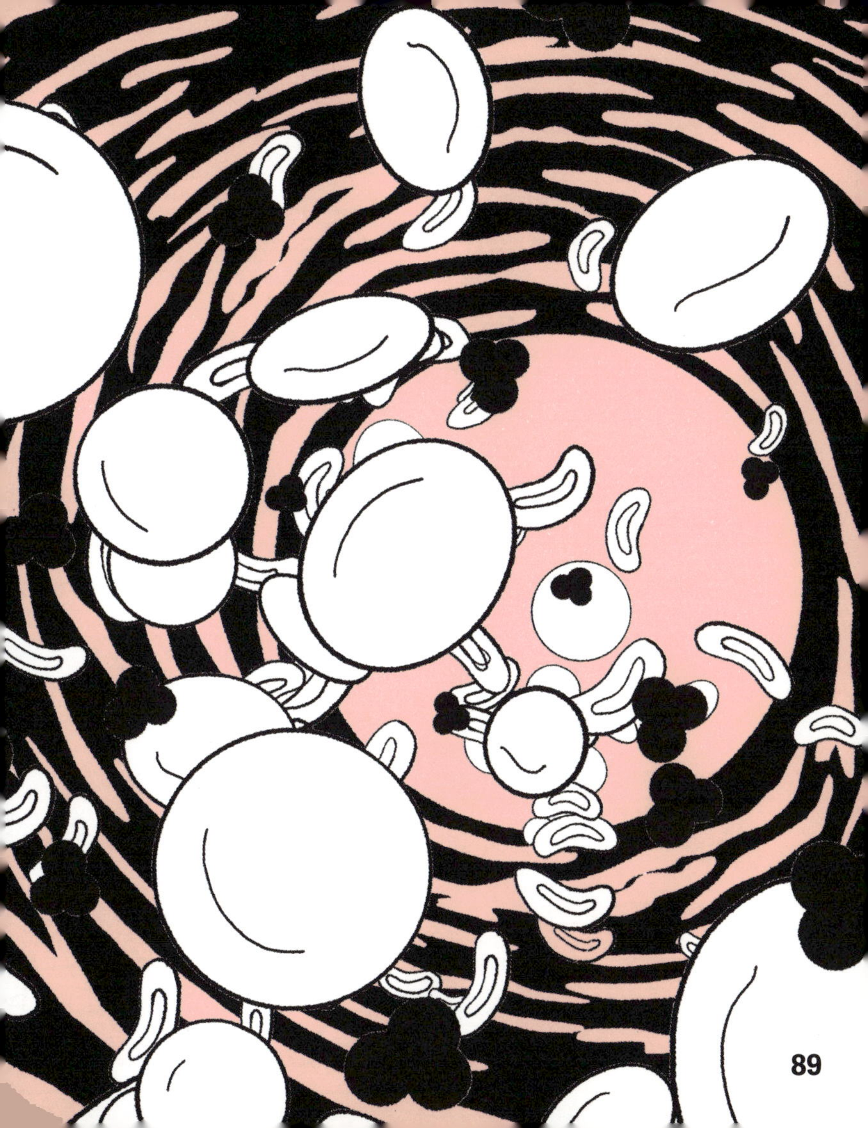

Es kann sein, dass man außerhalb deines Umfelds die Nase darüber rümpft: Du kackst, während du isst. Mach dir darüber aber keine Gedanken, dein Kot ist trocken und bildet keinen ekligen großen Haufen, sondern fällt einfach heraus oder löst sich auf, wenn dein Gastgeber sich die Haare wäscht.

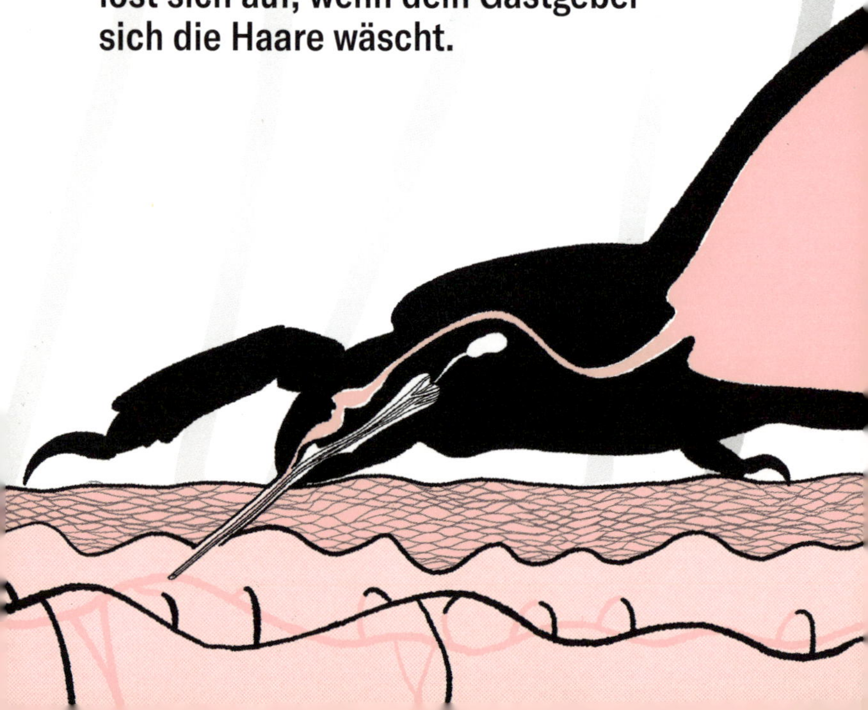

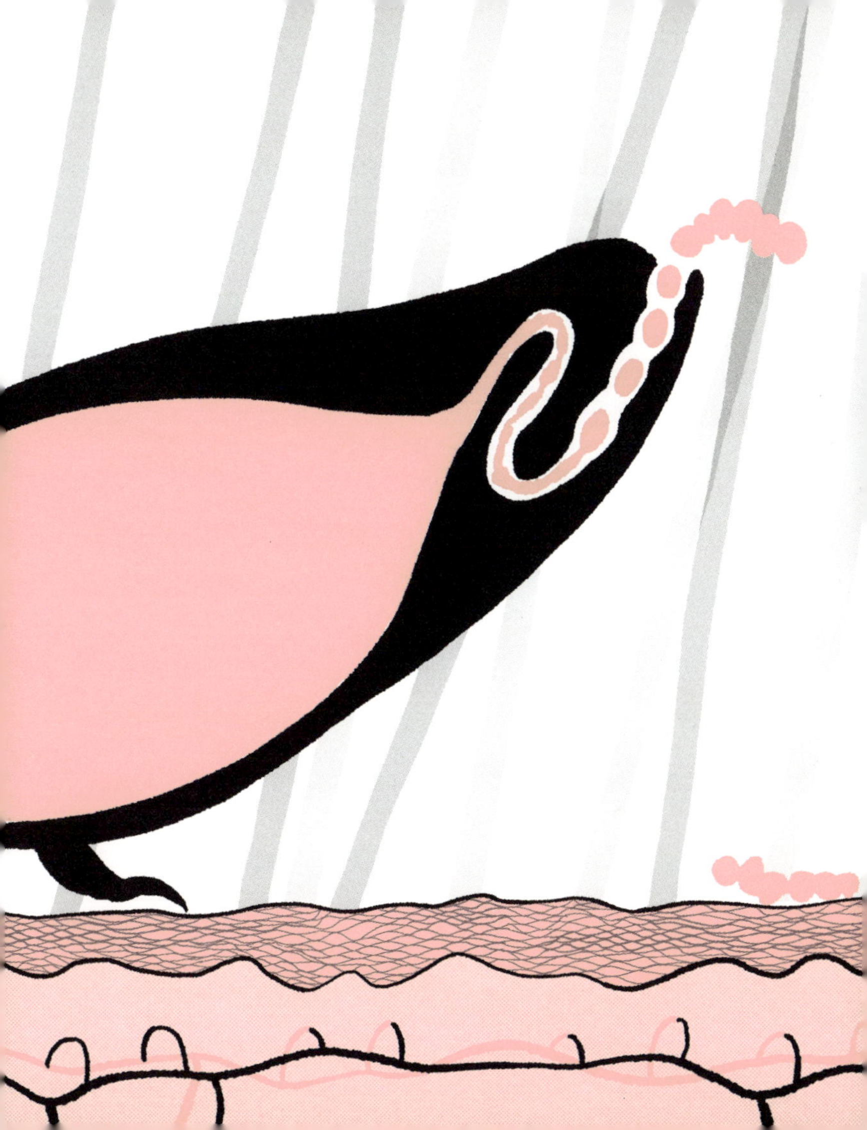

Da du über den Kot kein Wasser ausscheidest, muss das auf anderem Wege geschehen. Was du an Flüssigkeit mit dem Blut aufnimmst, schwitzt du über deinen Atemapparat wieder aus.

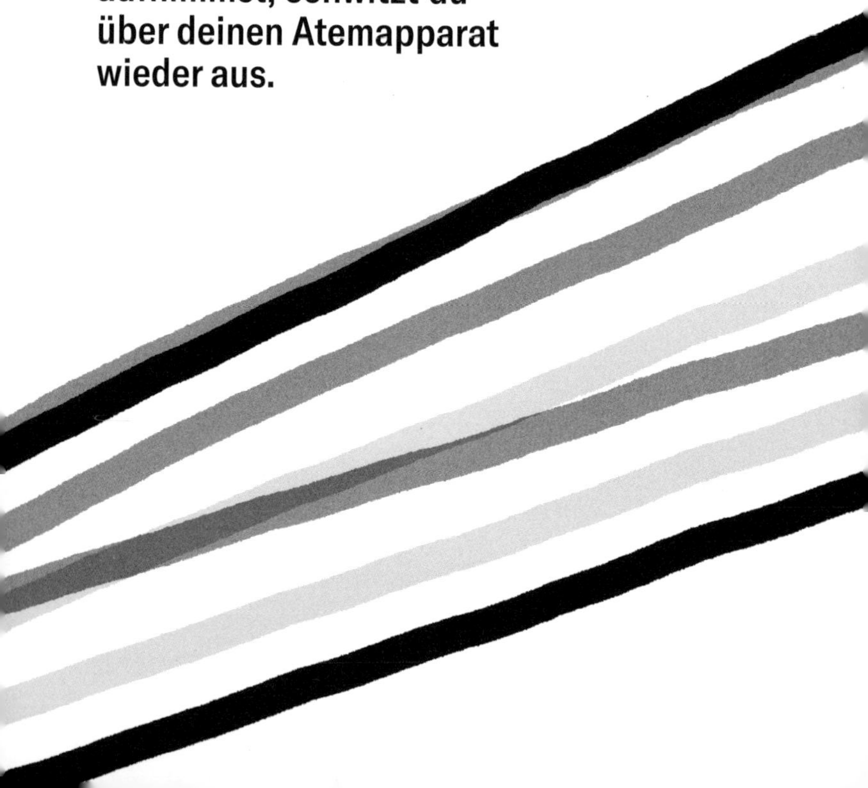

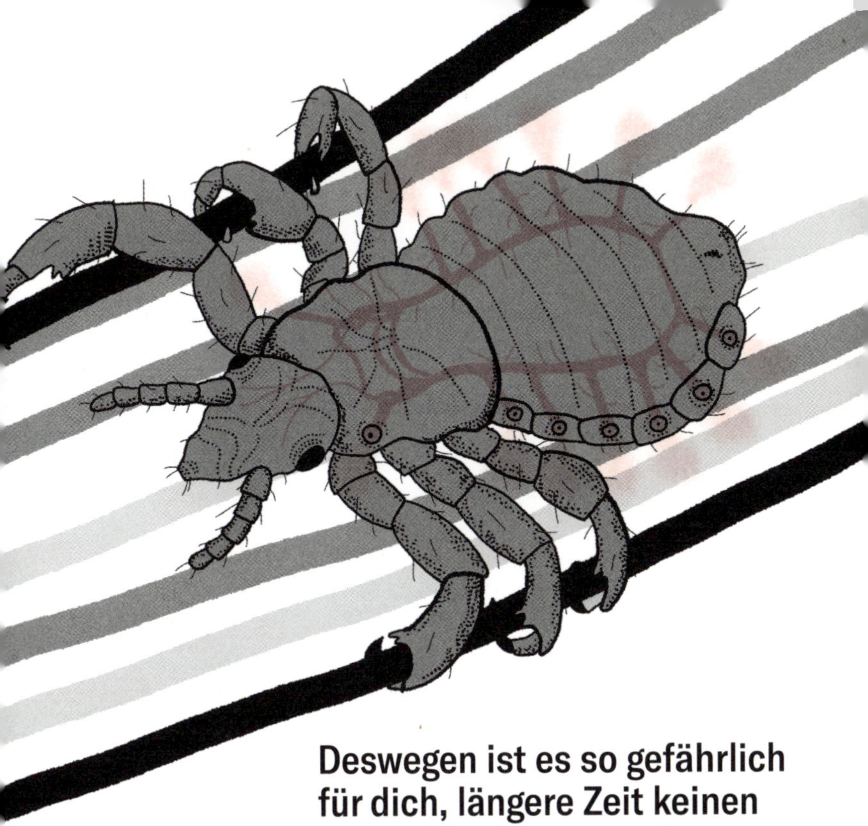

Deswegen ist es so gefährlich für dich, längere Zeit keinen Gastgeber zu haben: Dieser Mechanismus lässt sich nicht anhalten. Wenn du deine Essenszeiten nicht einhältst, trocknet dein Körper aus.

Es gibt keinen Grund, sich vollzustopfen. Kleine Mahlzeiten bekommen dir besser. Und solange du bei deinem Gastgeber bleibst, steht dir rund um die Uhr Nahrung zur Verfügung.

Als Richtwert kannst du dir merken, dass du am Tag ungefähr ein Drittel deines Körpergewichts an Blut zu dir nehmen solltest.

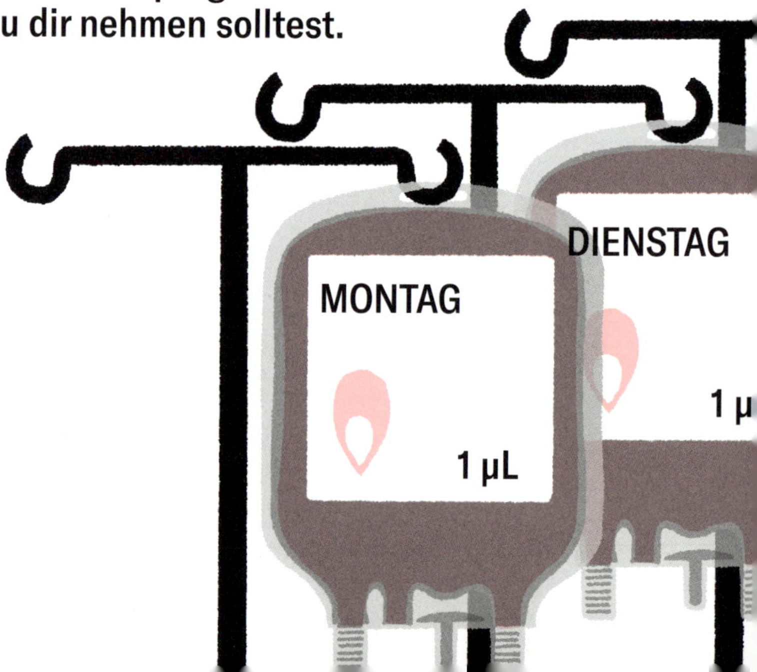

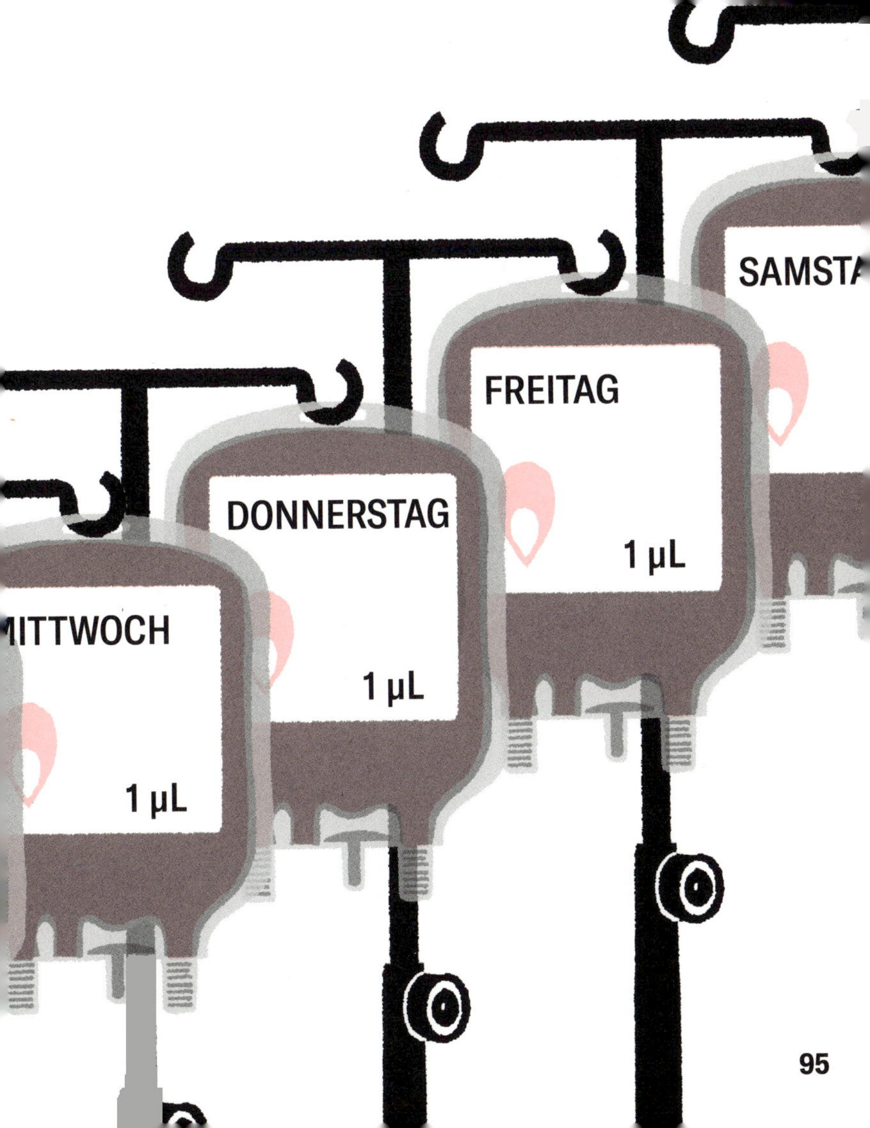
SAMSTA
FREITAG
1 µL
DONNERSTAG
1 µL
ITTWOCH
1 µL

Blut ist nahrhaft, würde aber als alleiniges Lebensmittel zu Mangelerscheinungen führen, da es nicht die B-Vitamine enthält, die du benötigst.

Du musst aber keine Nahrungsergänzungsmittel nehmen: Du besitzt ein Organ, das Mycetom, in dem symbiotische Bakterien leben (sogenannte Endosymbionten). Sie stellen diese wichtigen Nahrungsbestandteile her, die im Blut nicht enthalten sind. Diese Bakterien hast du von deinen Erzeugern geerbt.

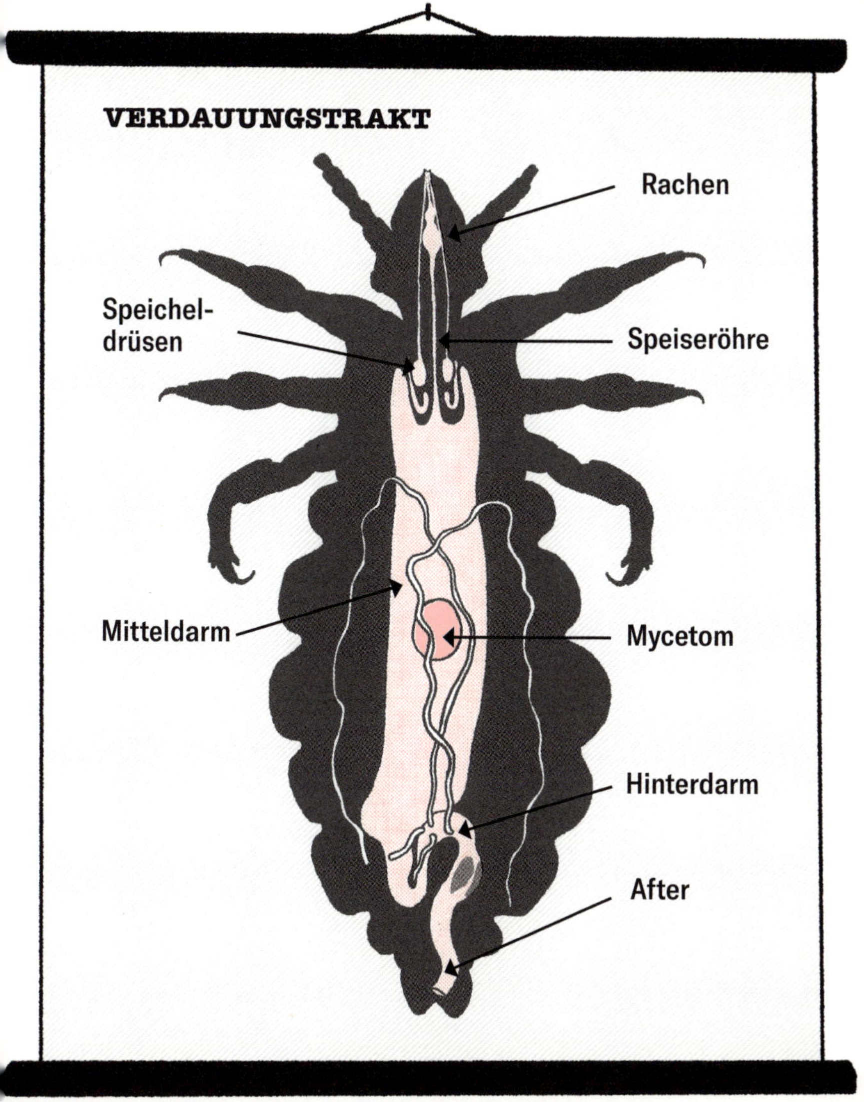
VERDAUUNGSTRAKT
Rachen
Speichel-
drüsen
Speiseröhre
Mitteldarm
Mycetom
Hinterdarm
After

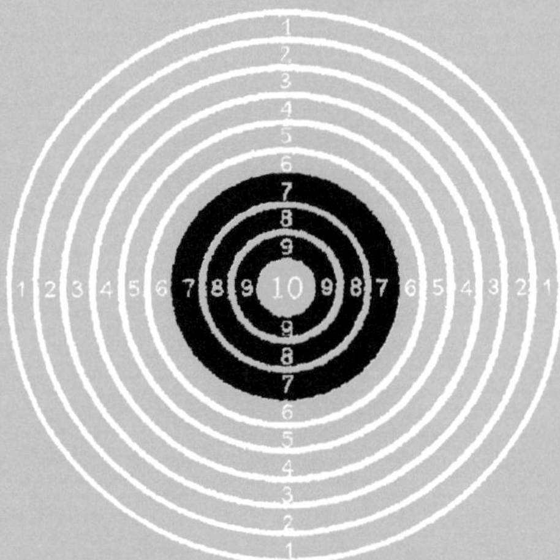

5

DEINE LEBENSAUFGABE

Sinn und Zweck deines Daseins

Deine einzige Aufgabe im Leben ist die Pedikulose. So nennen es die Menschen, wenn du dich zusammen mit deinen Artgenossen auf dem Kopf eines Gastgebers einnistest.

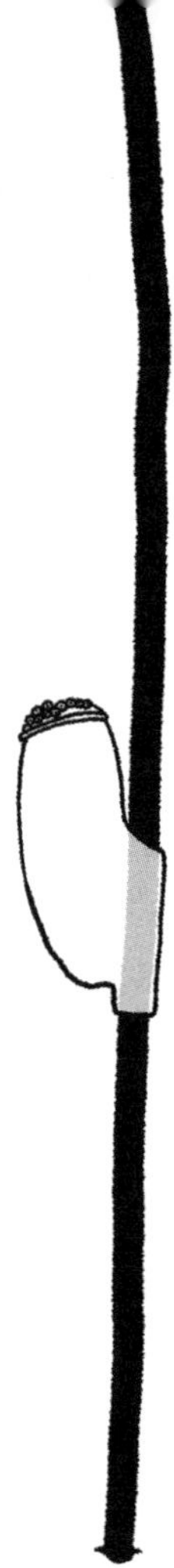

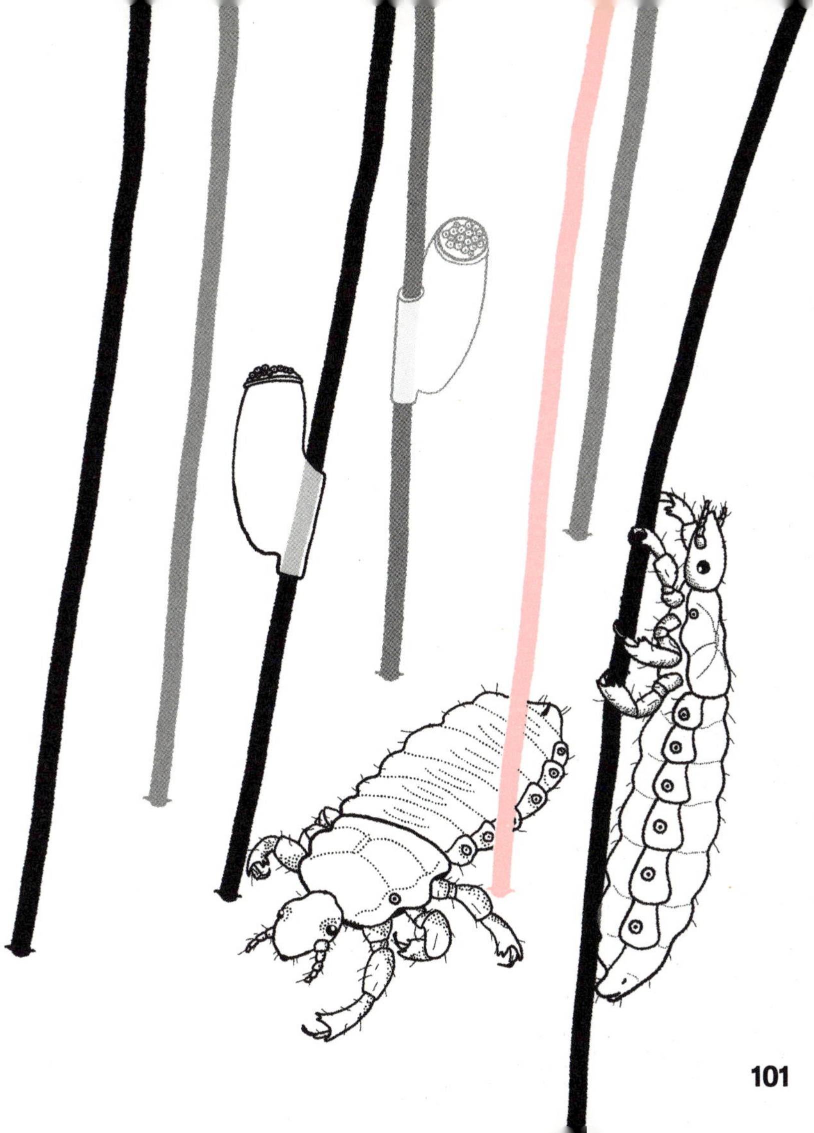

Um deinen Gastgeber zu besiedeln, musst du erwachsen sein und dich vermehren.

Dazu braucht es ein Männchen und ein Weibchen.

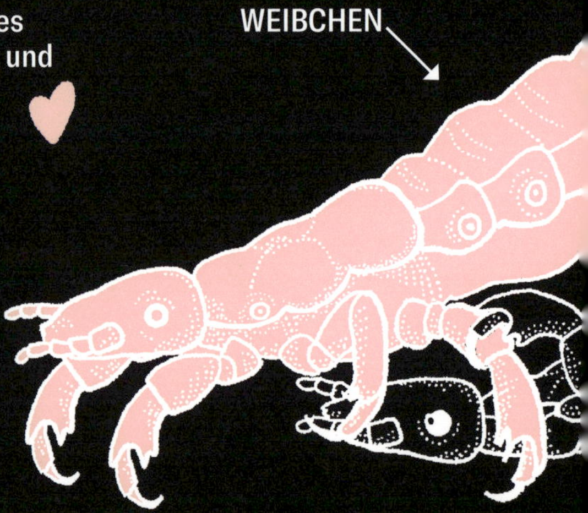

Jahreszeit oder Tageszeit sind egal, aber am besten immer kurz nach einer Mahlzeit.

Die Vorderbeine des Männchens sind größer als die übrigen Beine, damit es das Weibchen festhalten kann.

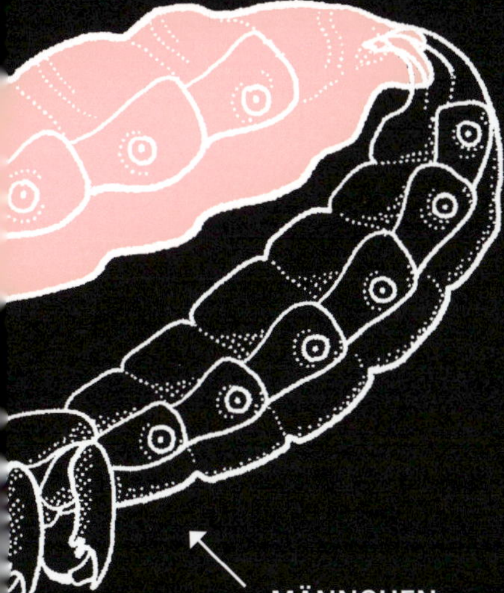

Die Vereinigung von Männchen und Weibchen nennt man Kopulation. Der Pseudopenis des Männchens gleitet in die Vagina des Weibchens und hakt sich dort mithilfe von Dentikeln fest.

Macht es euch bequem, ihr werden über eine Stunde so verharren.

Als Männchen kannst du bis zu zehn verschiedene Weibchen nacheinander befruchten.

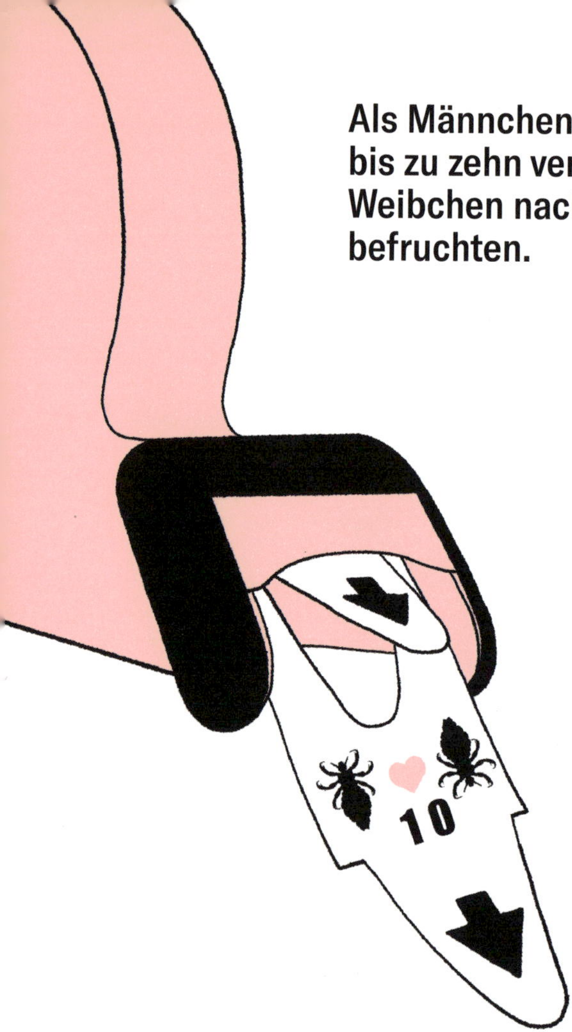

Als Weibchen bist du schon nach der ersten Paarung mit dem Thema durch: 24 Stunden später beginnst du, Eier abzulegen – und hörst den Rest deines Lebens nicht mehr damit auf.

Jetzt bist du bereit für die Eiablage. All diese Eier wirst du ablegen, musst dich dann aber nicht mehr um sie kümmern.

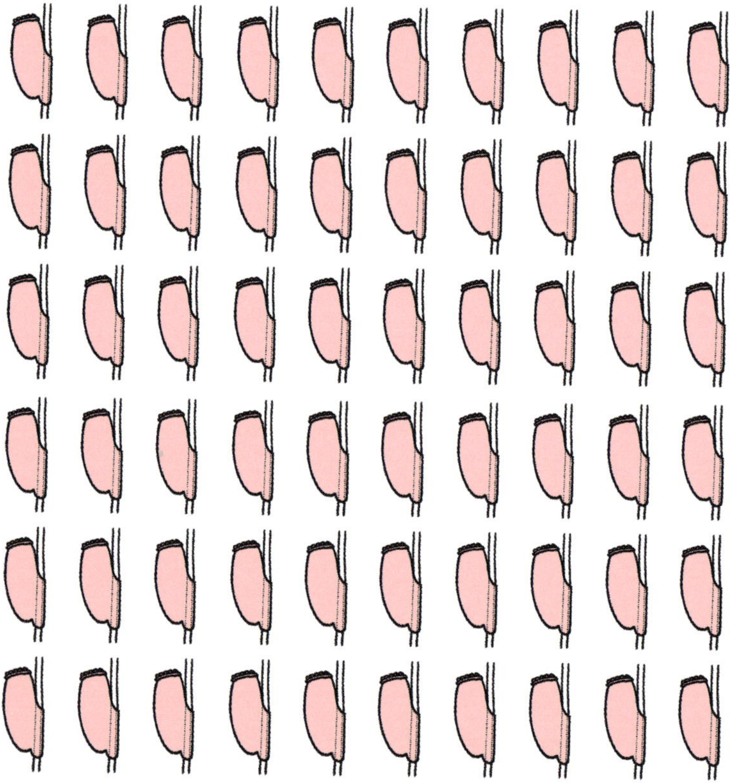

Das sieht nach sehr vielen Eiern aus, aber nicht alle überleben. Sie sind teils widrigen Bedingungen ausgesetzt.

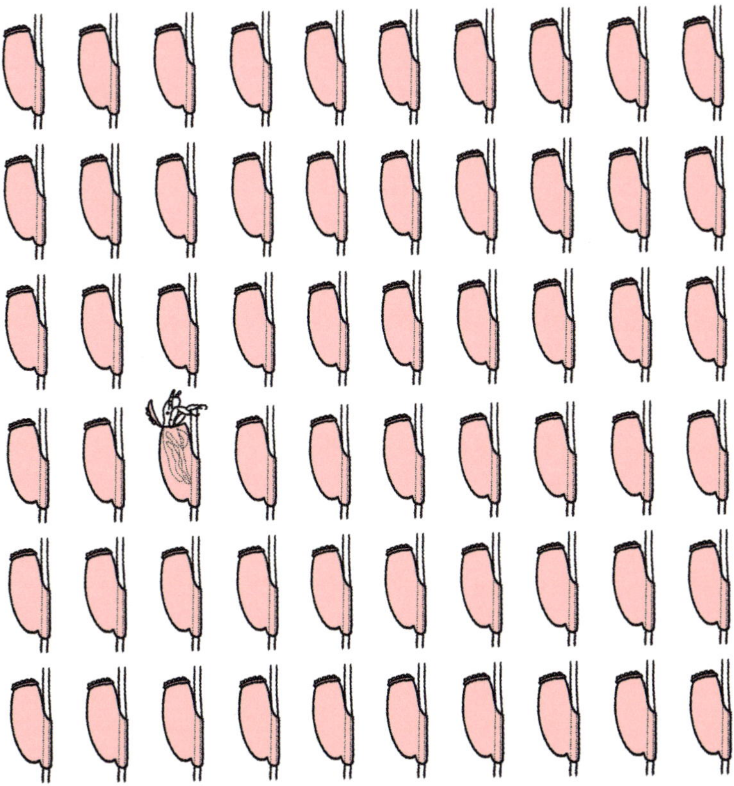

Du klammerst dich etwa zwei Millimeter von der Kopfhaut entfernt an ein Haar.

Zunächst bereitest du das Haar vor und trägst Klebstoff auf, damit das Ei haften bleibt. Diesen Leim musst du nicht kaufen, er kommt aus deinen Nebendrüsen und du kannst ihn mithilfe deiner Gonopoden verteilen.

Der Klebstoff ist anfangs weich und lässt sich leicht formen. Später wird er hart und sorgt dafür, dass deine Nachkommen im Ei lebensfähig bleiben und nicht austrocknen.

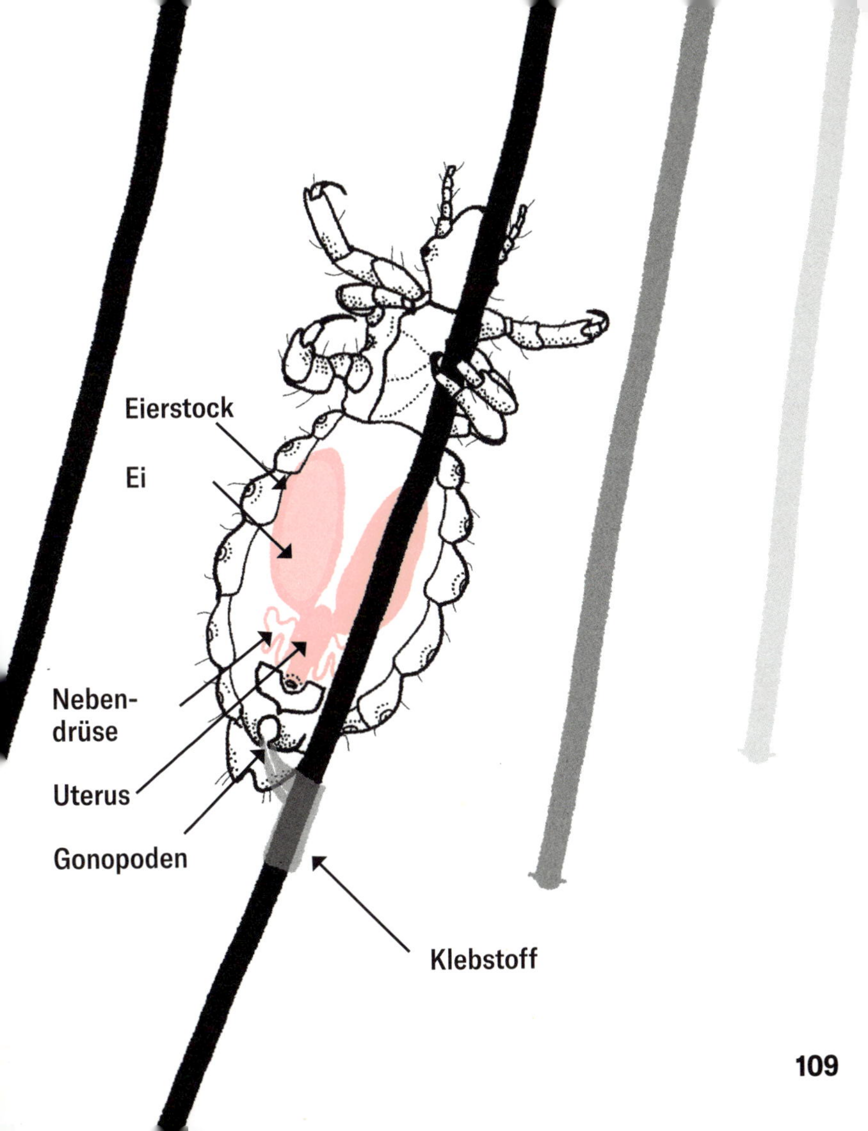
Eierstock
Ei
Neben-
drüse
Uterus
Gonopoden
Klebstoff

Und jetzt: pressen! Wenn sich das Ei aus deinem Körper herausschiebt, wird es von Klebstoff umhüllt. Jetzt musst du es nur noch mit dem Operkulum verschließen, dem Deckel, durch den der Embryo atmen kann, bis er schlüpft.

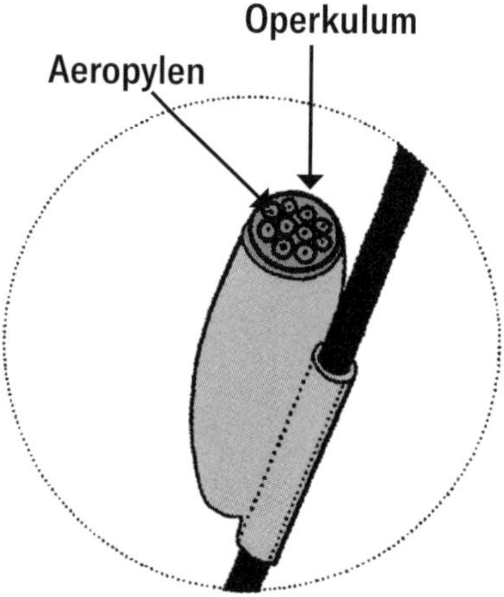

Durch sieben bis elf Aeropylen (Atemöffnungen) wird dein Kleines im Ei mit Sauerstoff versorgt.

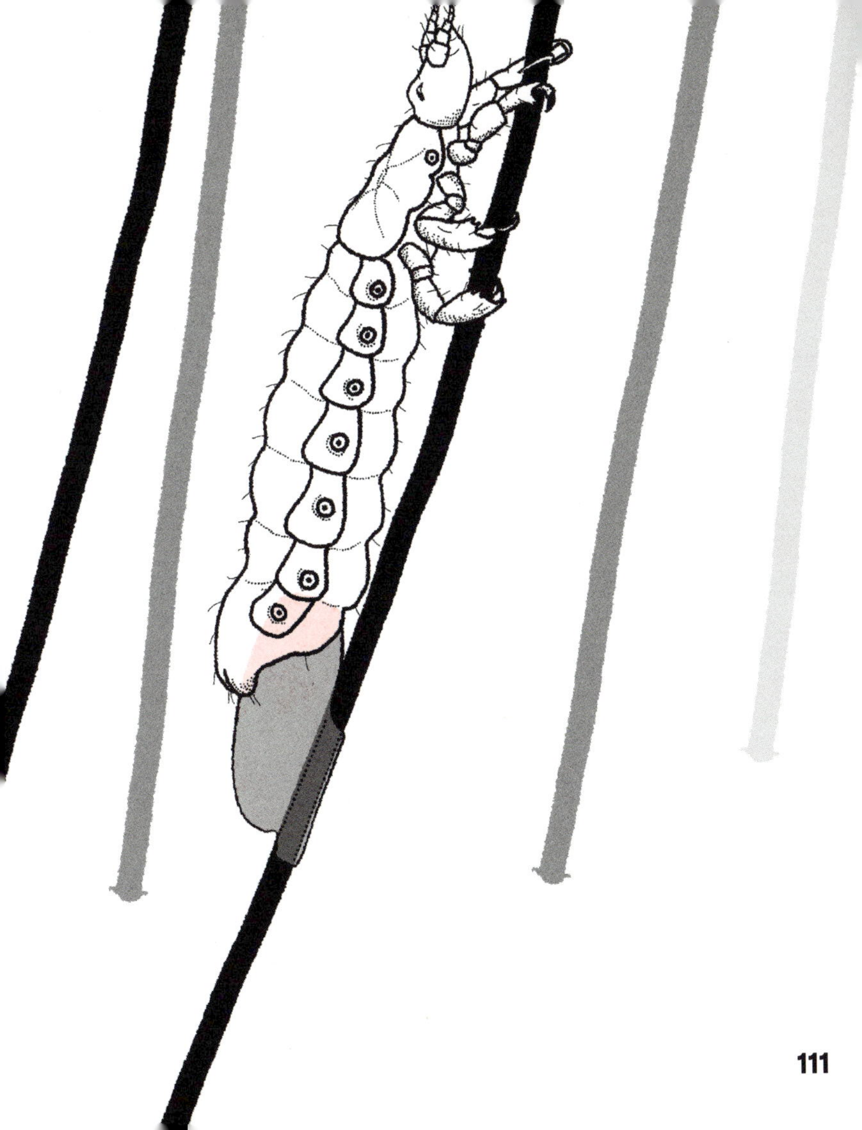

Nach nur 16 Sekunden bist du fertig. Was für ein hübsches Ei!

Beeil dich! Heute kannst du noch drei bis sechs weitere Eier legen.

Das Ei samt seiner Verbindung zum Haar bezeichnet man als Nisse. Sie ist einen Millimeter lang.

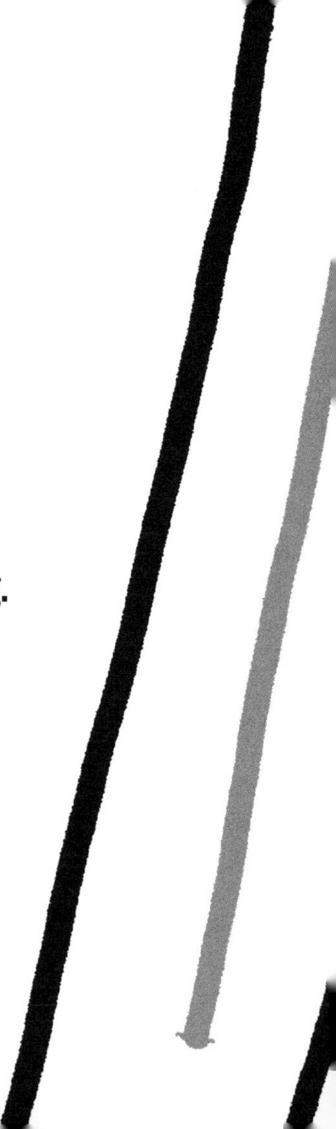

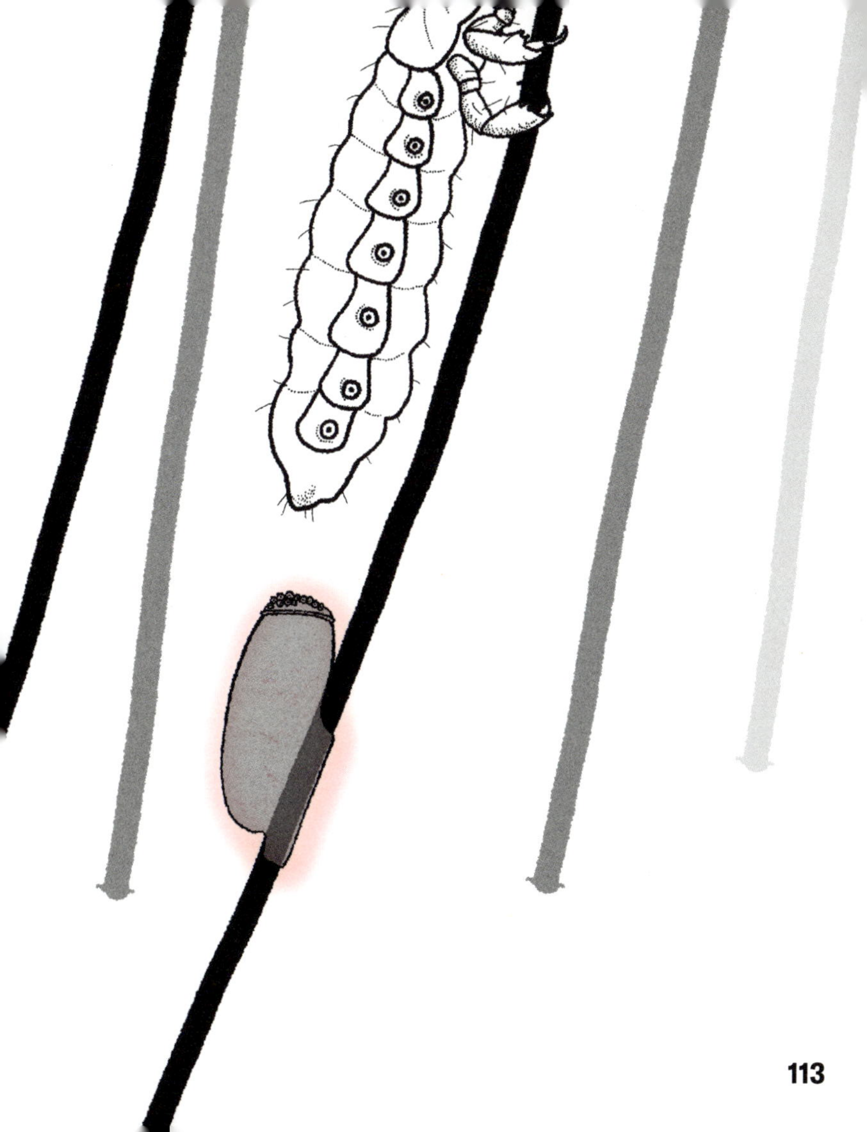

Unter normalen Bedingungen wird dein Kind innerhalb von etwa einer Woche heranreifen. Da das Ei durchsichtig ist, kannst du zuschauen, wie es wächst.

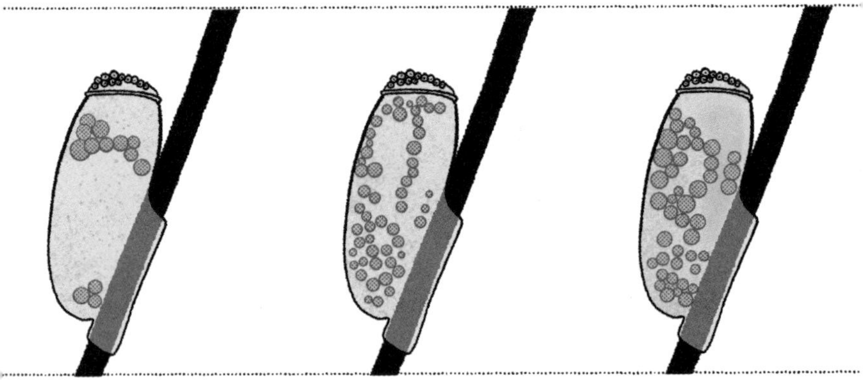

TAG 1 TAG 2 TAG 3

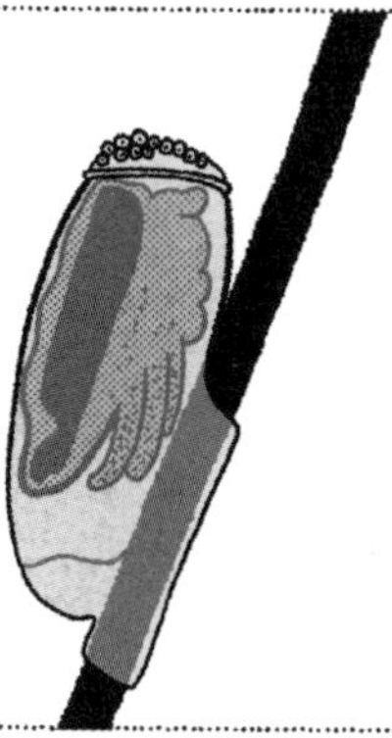

TAG 4

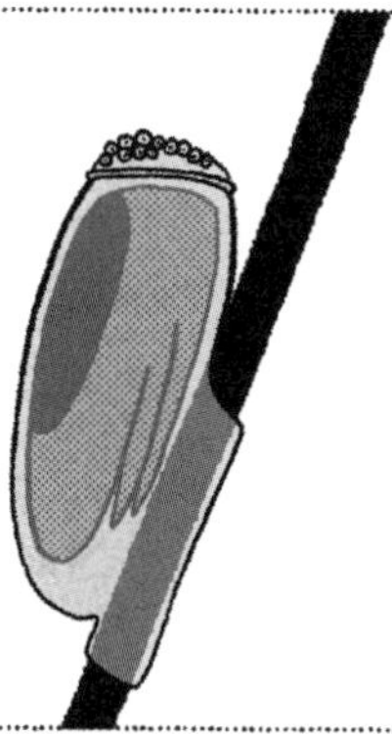

TAG 5

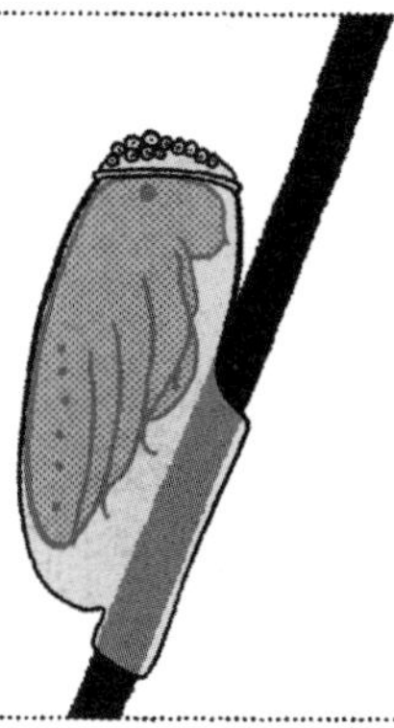

TAG 6

TAG 7

Es ist so weit, dein Kind ist bereit. Das Schlüpfen sieht ganz einfach aus, aber nicht allen gelingt es. Dein Sprössling muss es schaffen, den Deckel zu öffnen, um herauszukommen.

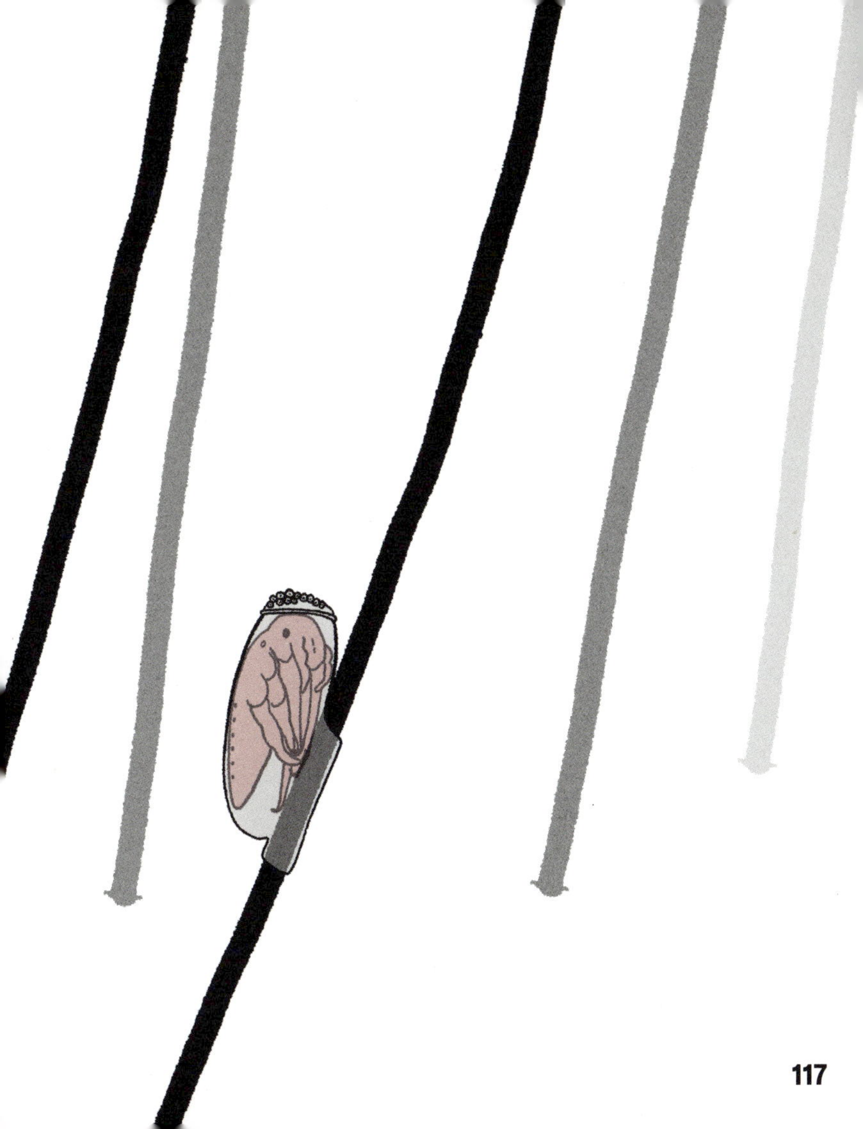

Er muss den Deckel mit seinen Stechborsten durchstoßen, Luft holen und warten, bis sie aus dem Anus wieder austritt. Ja, er muss pupsen! Die Luft erhöht den Druck im Inneren des Eis, erleichtert das Öffnen des Deckels und gibt dem Kopflauskind einen Schubs, damit es besser aus dem Ei herauskommt.

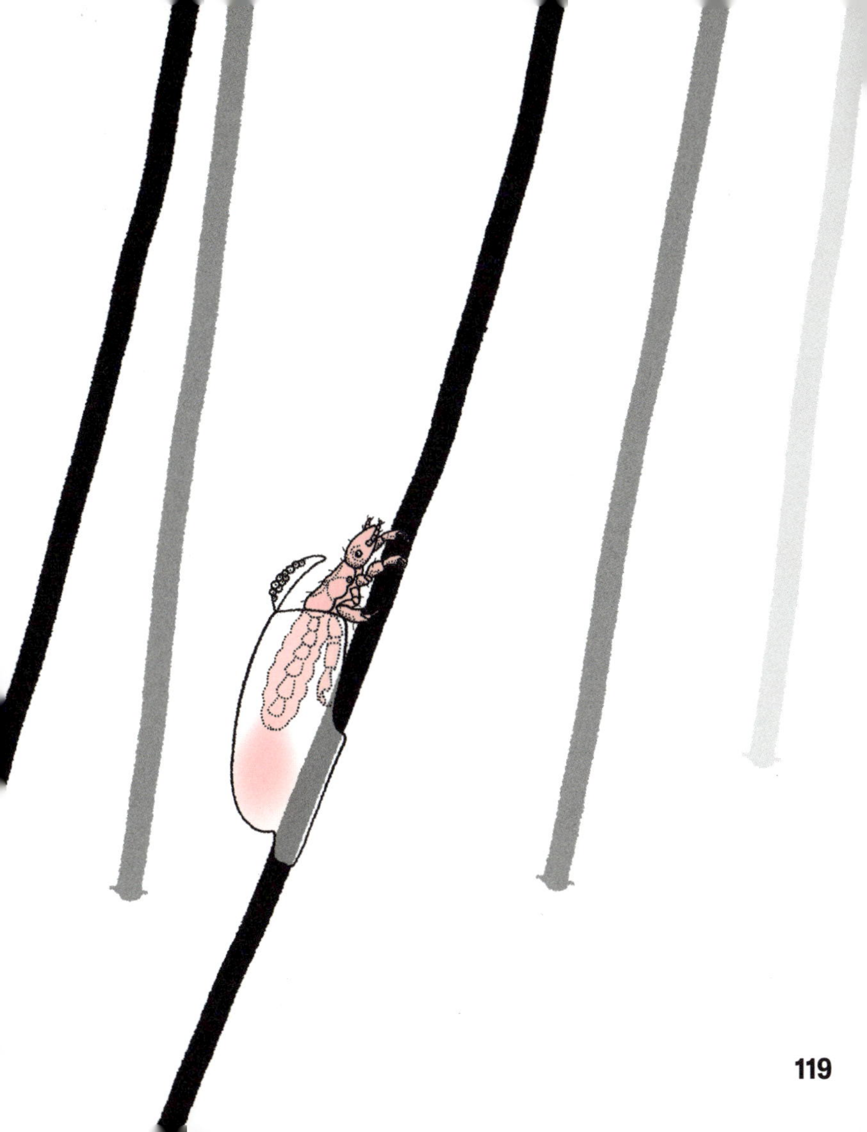

Über Namen brauchst du dir keine Gedanken zu machen, dafür sind es zu viele. Nenne sie einfach Nymphe.

Willkommen auf der Welt, Nymphe! Nymphe sieht aus wie du, nur kleiner. Das Erste, was sie tut, ist essen.

Die nun leere Nisse ist weißlich-perlmuttartig.

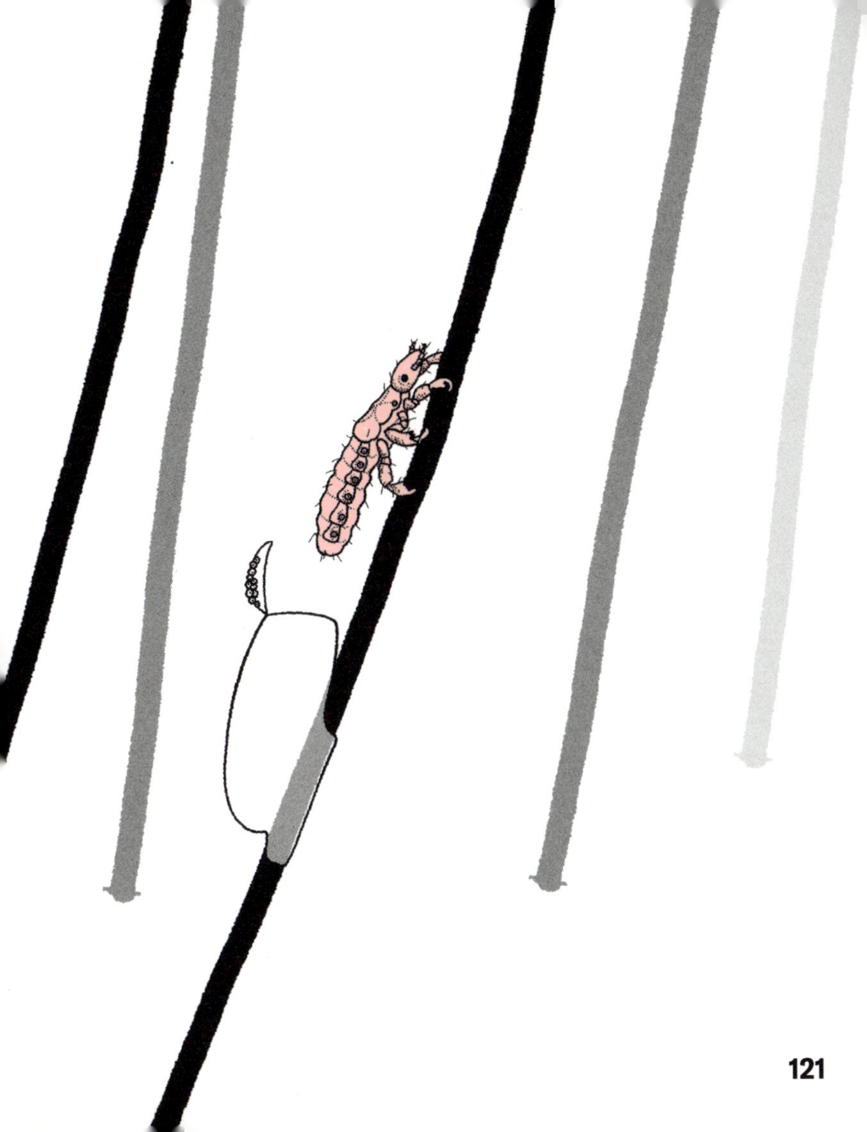

Nymphe durchläuft drei Stadien, bis sie erwachsen ist, und häutet sich dazwischen. Das dauert ungefähr zwei Wochen.

Keine Sorge: Deine Kinder essen und wachsen ohne deine Hilfe. Du bist weiterhin damit beschäftigt, Eier zu legen.

In diesem Stadium ist die Sterblichkeitsrate hoch: Manche sterben bei der Häutung oder ihnen reißt beim Essen der Darm.

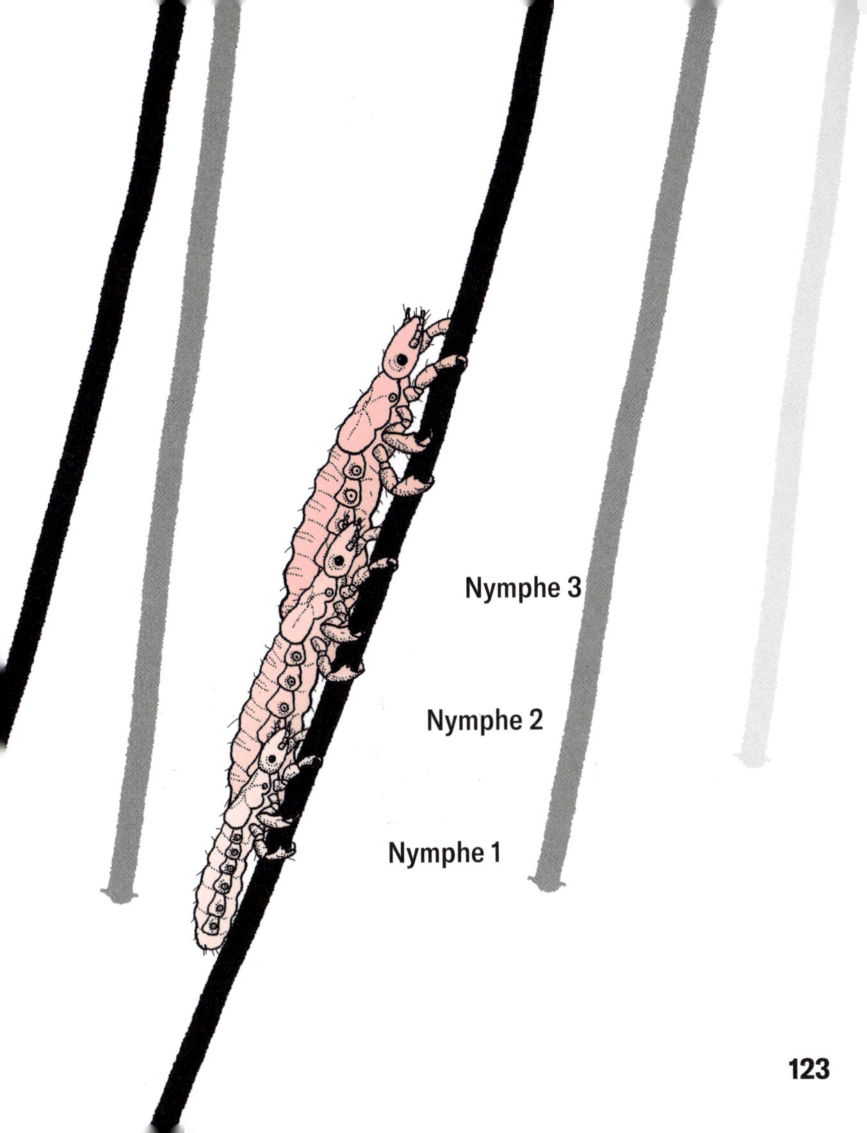
Nymphe 3
Nymphe 2
Nymphe 1

Du wirst nicht dabei sein, aber zehn Stunden, nachdem sie erwachsen geworden sind, können deine Sprösslinge sich bereits selbst fortpflanzen. Und alles beginnt von vorne.

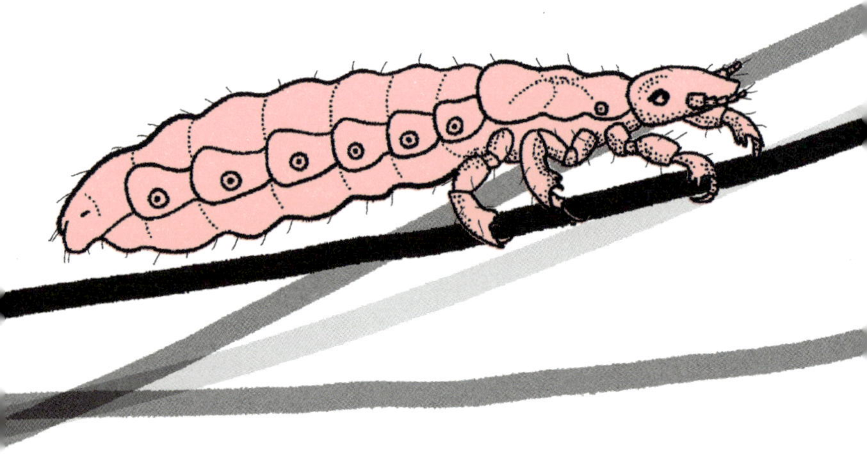

Wenn keine Komplikationen auftreten, werden sie noch drei oder vier Wochen leben.

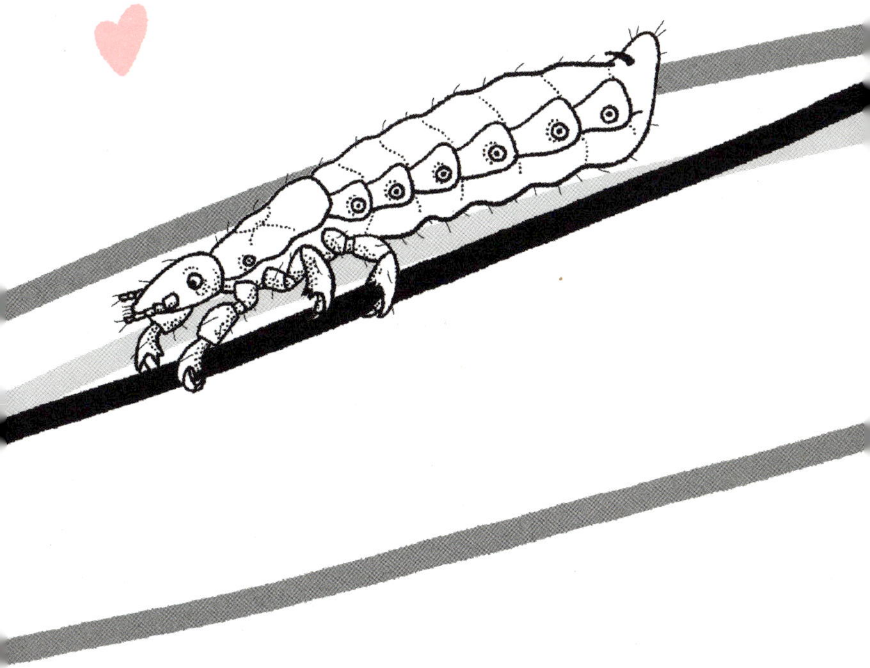

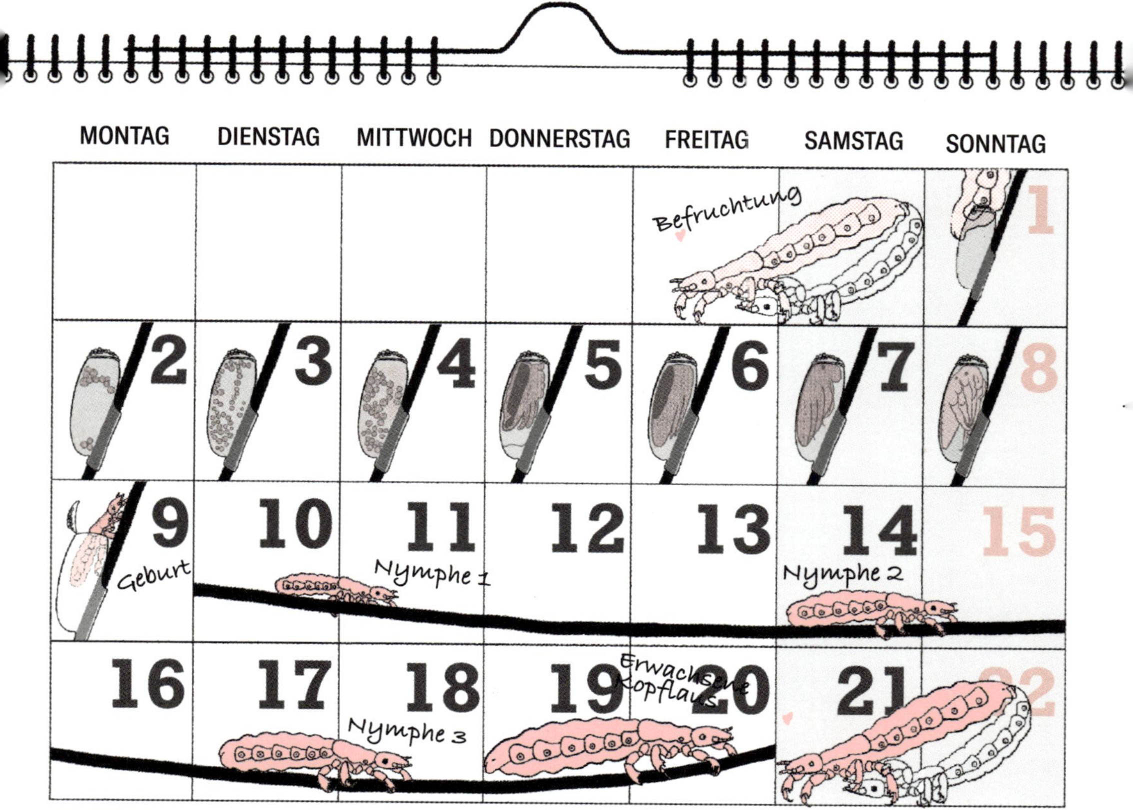
MONTAG
DIENSTAG
MITTWOCH
DONNERSTAG
FREITAG
SAMSTAG
SONNTAG
1
2
3
4
5
6
7
8
9
10
11
12
13
14
15
16
17
18
19
20
21
22
Befruchtung
Geburt
Nymphe 1
Nymphe 2
Nymphe 3
Erwachsene Kopflaus

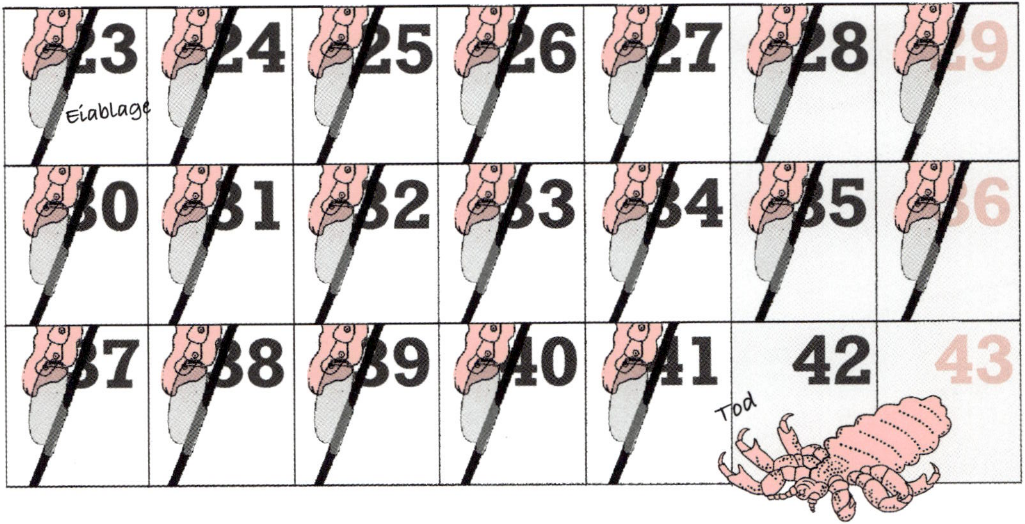

LÄUSEKALENDER

Es gibt viele Faktoren, die dein Leben beeinflussen (Temperatur, Feuchtigkeit, Angriffe …), aber so sähe unter normalen Bedingungen ein Läuseleben aus. Wenn du ein Männchen bist, kannst du »Eiablage« durch »Befruchten« ersetzen.

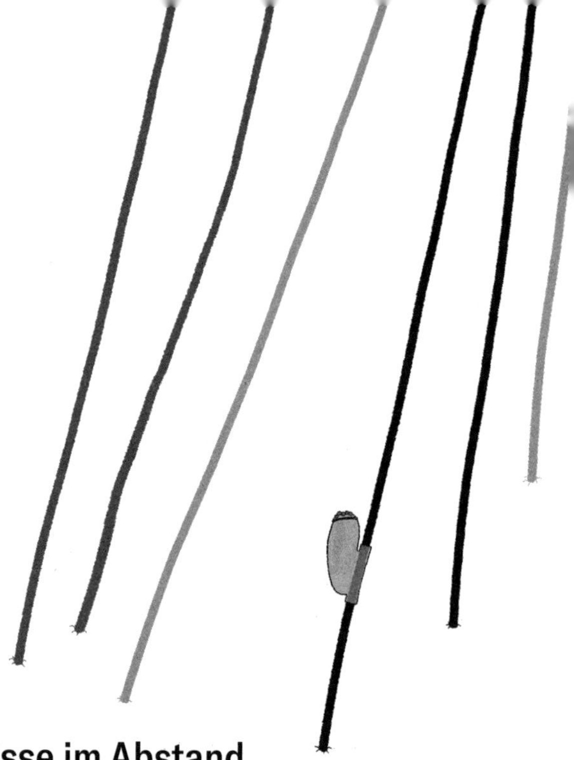

Eine leere Nisse im Abstand von einem Zentimeter von der Kopfhaut weist darauf hin, dass deine Vorfahren vor mindestens einem Monat hier waren. Führe ihr Vermächtnis fort und vermehre dich fleißig auf deinem Gastgeber.

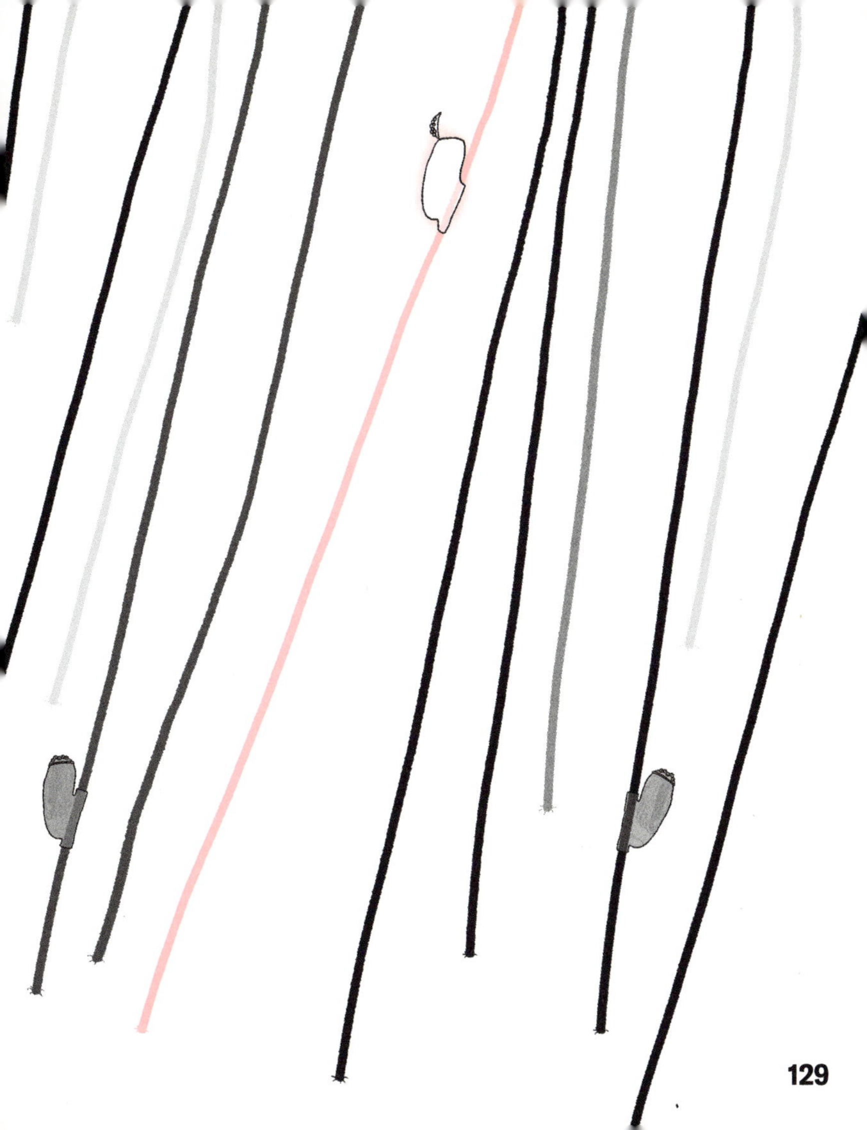

Bis zu den Augenbrauen und Wimpern deines Gastgebers vorzudringen, ist ein krasser Erfolg. Bravo!

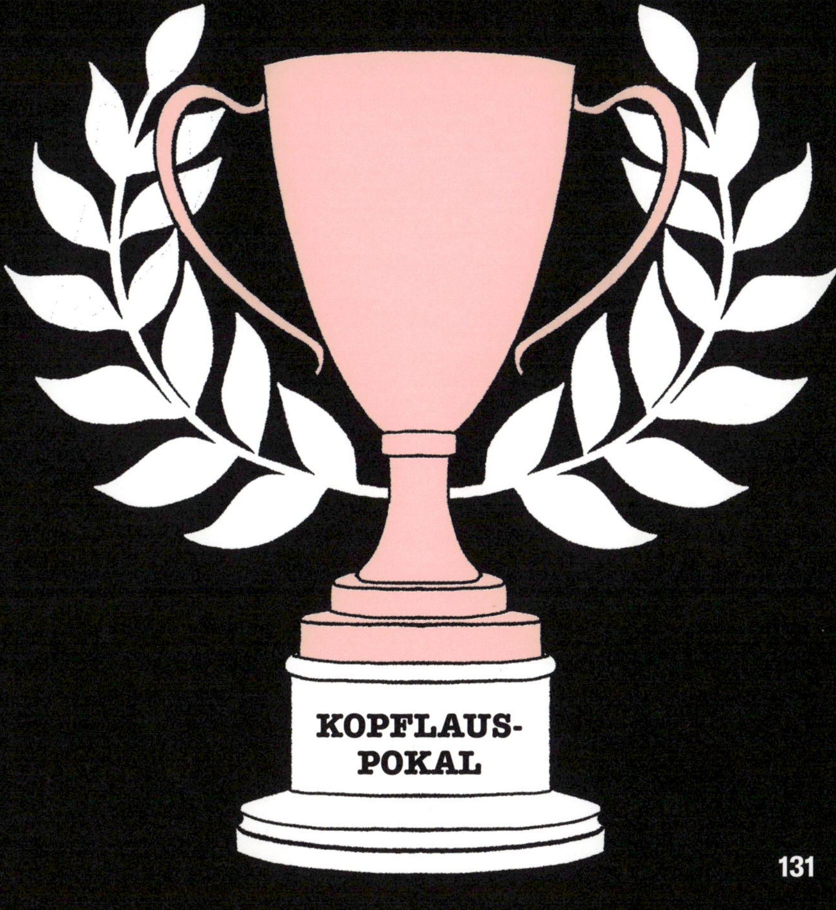
KOPFLAUS-
POKAL

Wenn du nicht gerade Blut saugst, dich paarst oder Eier ablegst, pflegst du die süße Kunst des Nichtstuns.

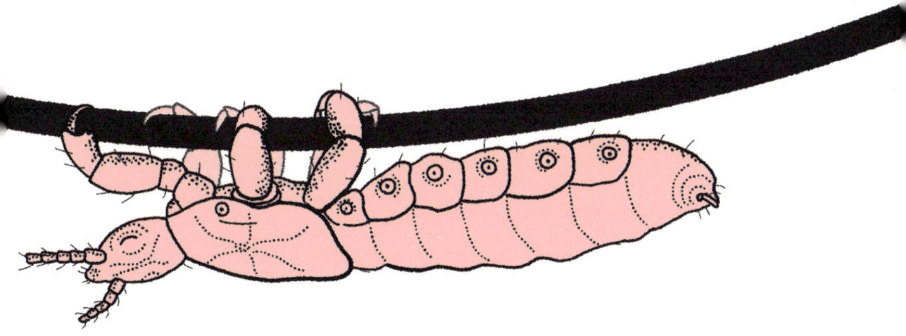

6

GEFAHREN

Wappne dich für den Überlebenskampf

Ideal wäre es, wenn niemand deine Existenz bemerken würde und du in Frieden leben könntest. Aber dein Speichel verrät dich, weil er bei deinem Gastgeber Juckreiz hervorruft – er will sich kratzen, um sich Linderung zu verschaffen. Seine riesigen Finger bringen dein ganzes Zuhause durcheinander. Klammere dich an einem Haar fest und lass auf keinen Fall los. Dein Wirt kann sich nicht die ganze Zeit kratzen, das würde seine Haut verletzen.

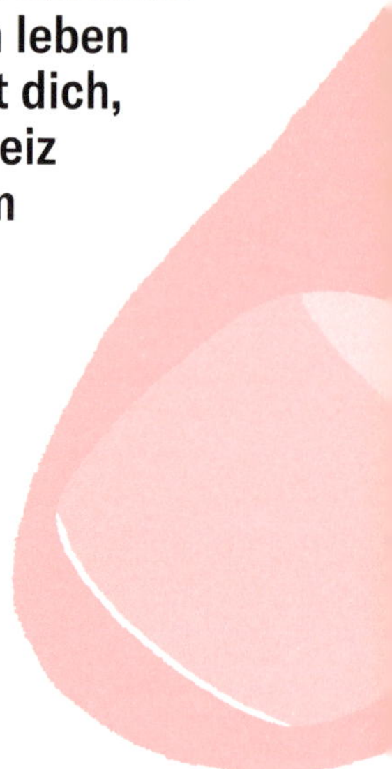

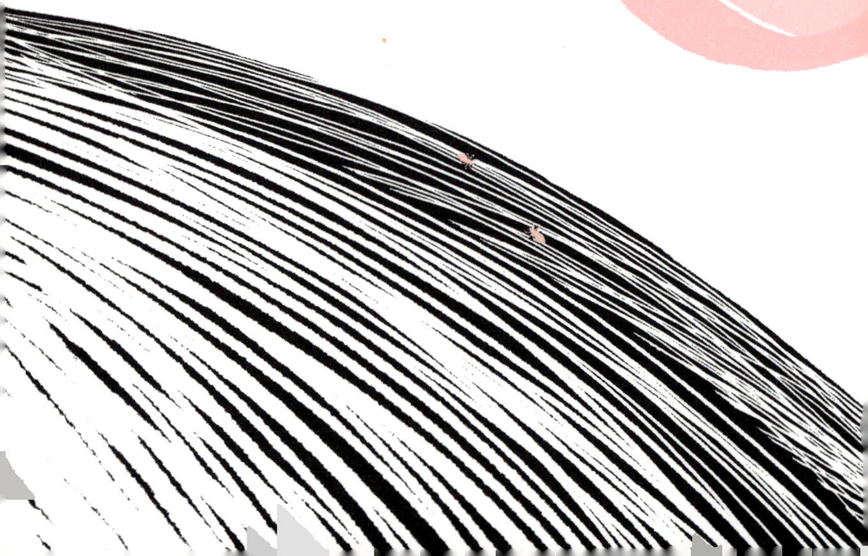

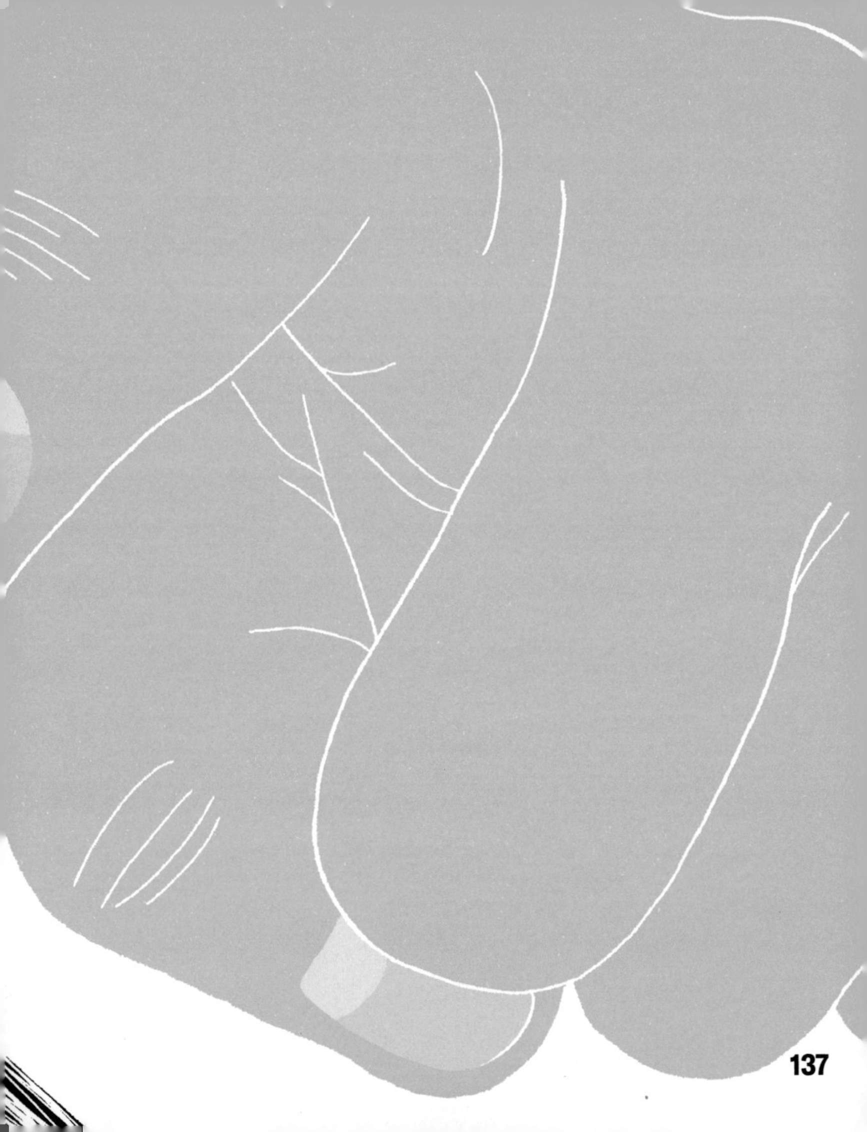

Der Beginn des neuen Schuljahres für die Menschenkinder wird der aufregendste Moment deines Lebens sein.

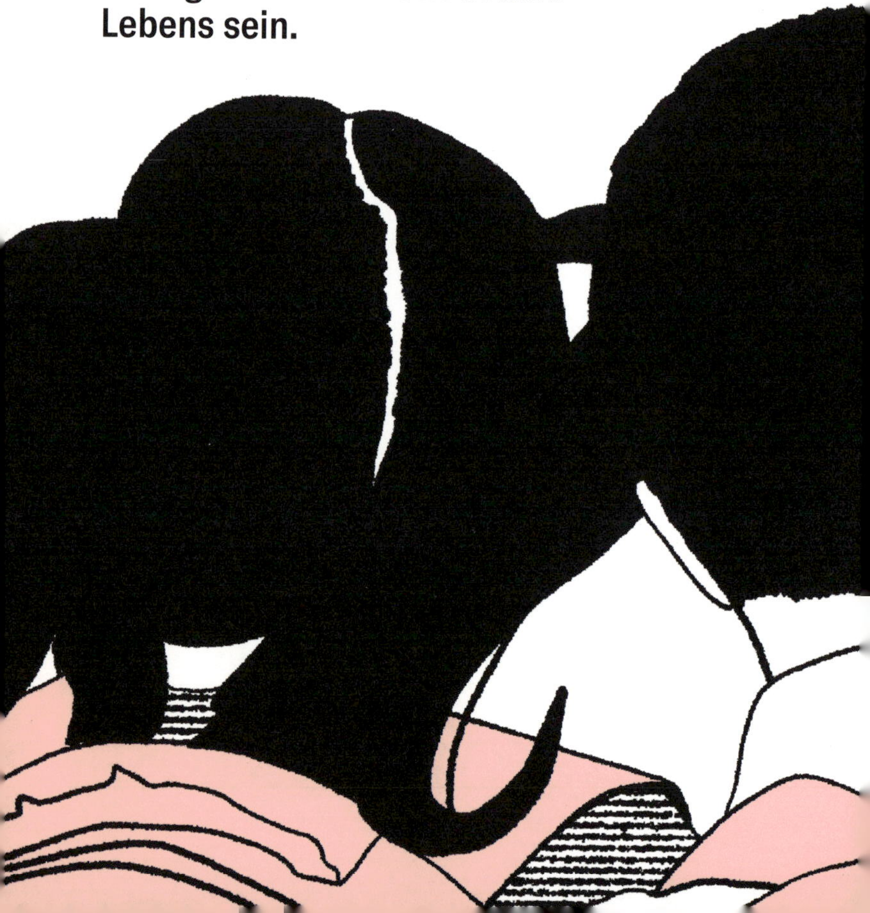

Vorsicht! Wenn die Party beginnt, lauert eine Reihe von Gefahren. Du musst wachsam sein.

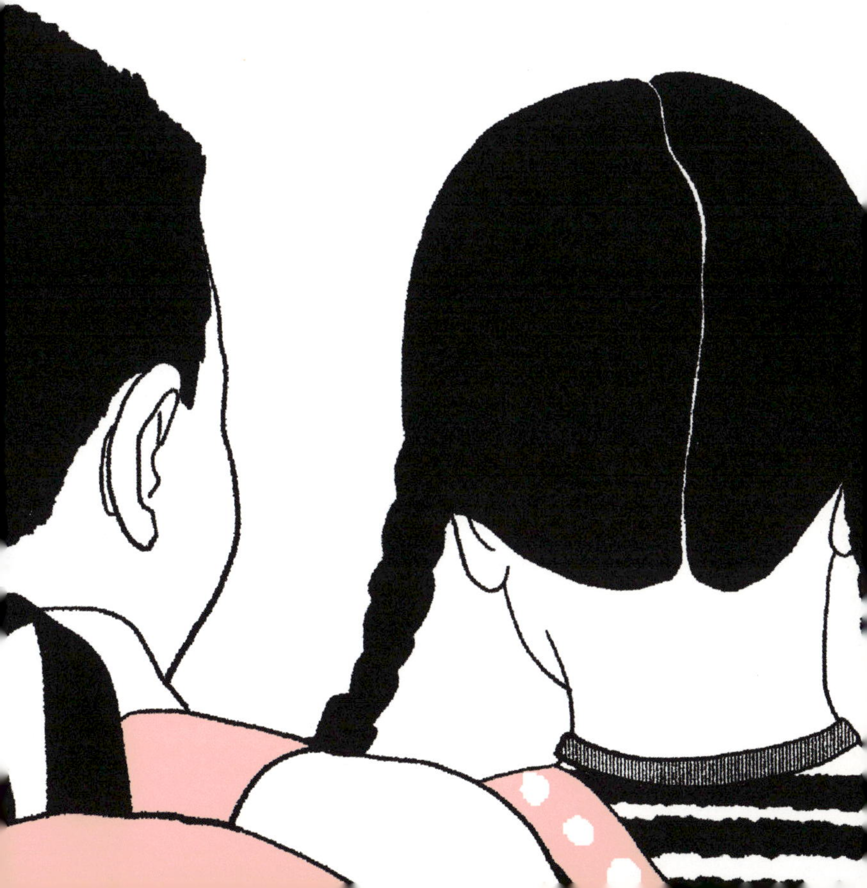

Du wirst Schreie hören und Geheule ... Ja, das ist der Beginn deines schlimmsten Albtraumes. Vom ersten Juckreiz an hat dein Gastgeber nur noch ein Ziel: dich zu vernichten. Er wird einen Krieg vom Zaun brechen, für den du gewappnet sein musst.

Es kann sein, dass du zeitweise kein Geschrei mehr hörst, aber glaube nicht, die Sache wäre überstanden. Lass dich nicht täuschen, dein Gastgeber verfolgt immer noch dasselbe Ziel: Die Menschen werden nicht ruhen, bis sie dich ausgemerzt haben.

Hier siehst du ein Beispiel für Menschenwerbung, die sich direkt gegen dich richtet. Mit diesem Plakat hat das spanische Gesundheitsamt 1976 deine Auslöschung gefordert.

DAS IST EINE KOPFLAUS

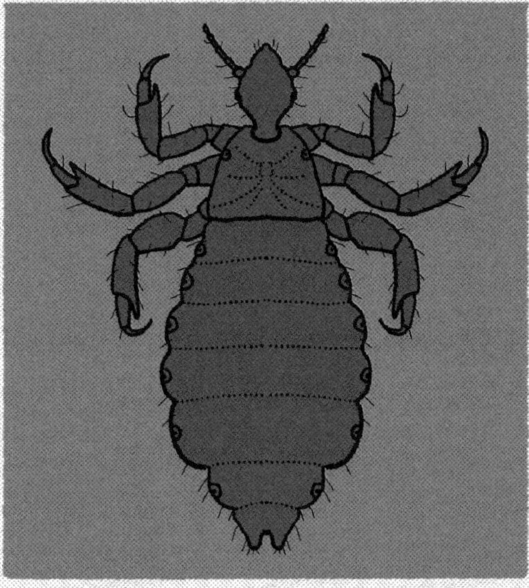

VERNICHTE SIE!

GESUNDHEITSAMT

**Das Wissen um die Gefahren hilft dir, dich auf den Ernstfall vorzubereiten und wachsam zu bleiben, aber wir wollen dir nichts vormachen: Deine Überlebenschancen sind begrenzt.
Viel Glück!**

GEFÄHRLICHE UMWELTEINFLÜSSE

PEDIKULOZIDE (INSEKTIZIDE)

MECHANISCHE GEFAHREN

- WASSER
- TEMPERATUR
- NAHRUNGSMANGEL

LAUF WEG!

- PERMETHRIN
- IVERMECTIN
- MALATHION
- DIMETICONE UND NEROLIDOL
- BENZYLALKOHOL
- MYRISTINSÄUREISOPROPYLESTER

LAUF WEG!

- LÄUSEKAMM
- STAUBSAUGER

LAUF WEG!

WASSER

Du wirst jeden Tag für kurze Zeit Wasser ausgesetzt sein, das sich wasserfallartig über dich ergießt. Wenn dein Gastgeber gerne schwimmt, wird die Sache schlimmer, aber wenigstens kann das Chlor dir nichts anhaben.

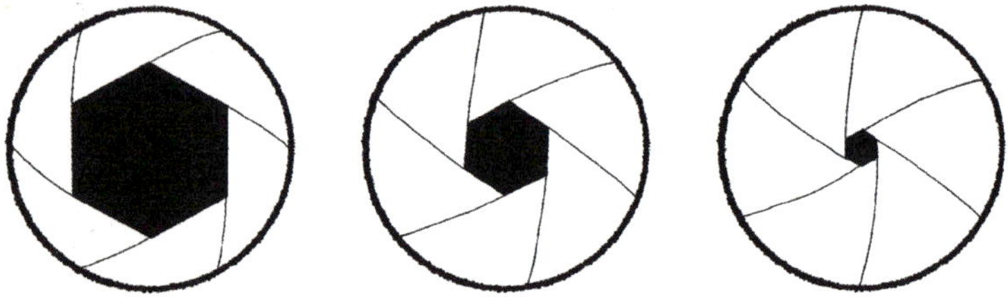

Um das zu überleben, musst du dich wasserundurchlässig machen, indem du deine Atemöffnungen (Stigmen) schließt. Du hast sieben Stück auf jeder Seite deines Körpers.

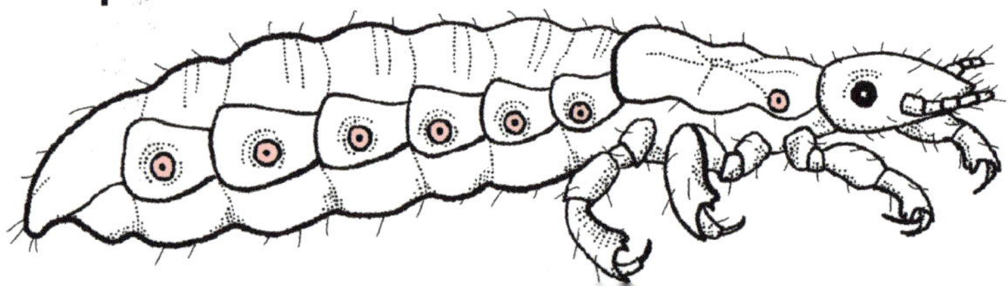

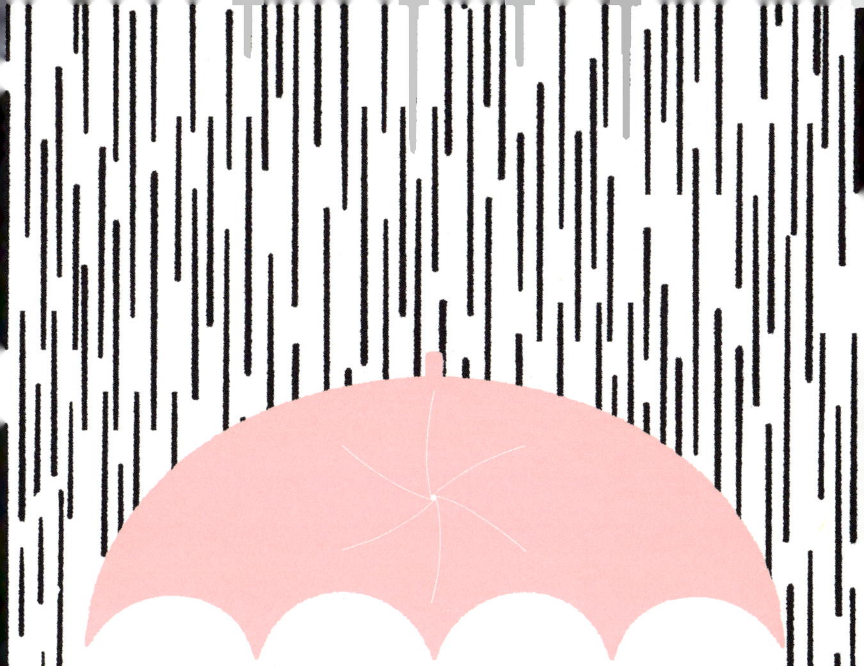

Gelegentlich wirst du in einer Art Schlafzustand verharren müssen, bis die Gefahr vorüber ist.

Achtung! Du hältst es allerhöchstens 16 Stunden aus, ohne zu atmen!

TEMPERATUR

Zwar erträgst du Temperaturen zwischen 15 und 38° Celsius, aber plötzliche Temperaturschwankungen tun dir nicht gut. Am wohlsten fühlst du dich bei etwa 30° Celsius. Temperaturen über 40° wären tödlich für dich.

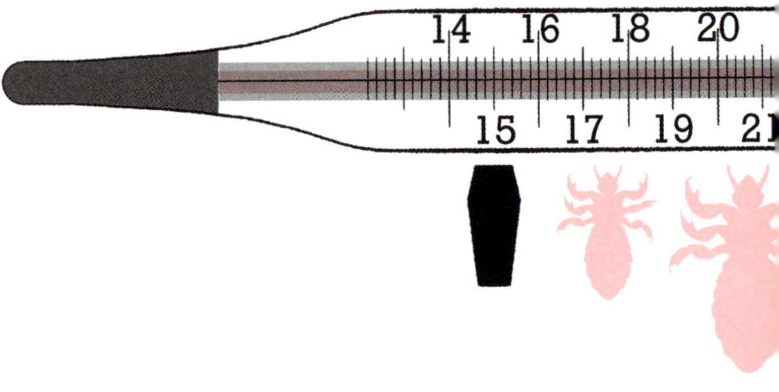

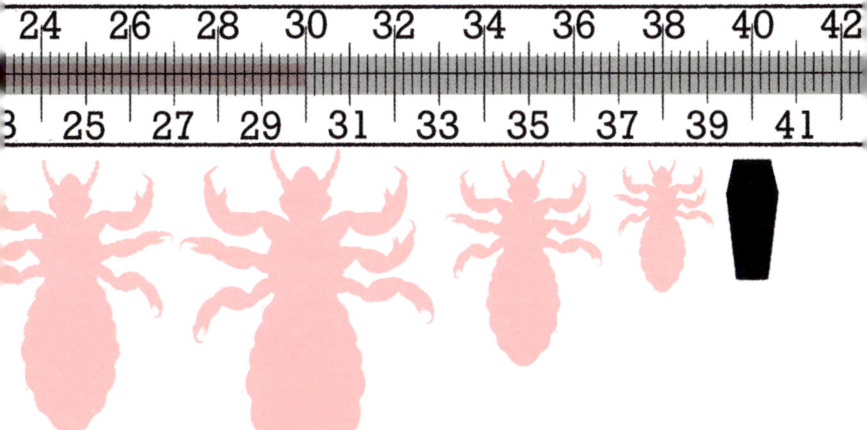
24 26 28 30 32 34 36 38 40 42
25 27 29 31 33 35 37 39 41

NAHRUNGSMANGEL

Dazu kommt es, wenn du deinen Gastgeber verloren hast. Wenn du noch eine Nymphe bist, ist die Situation noch kritischer, denn ohne Nahrung überlebst du höchstens zwei Stunden.

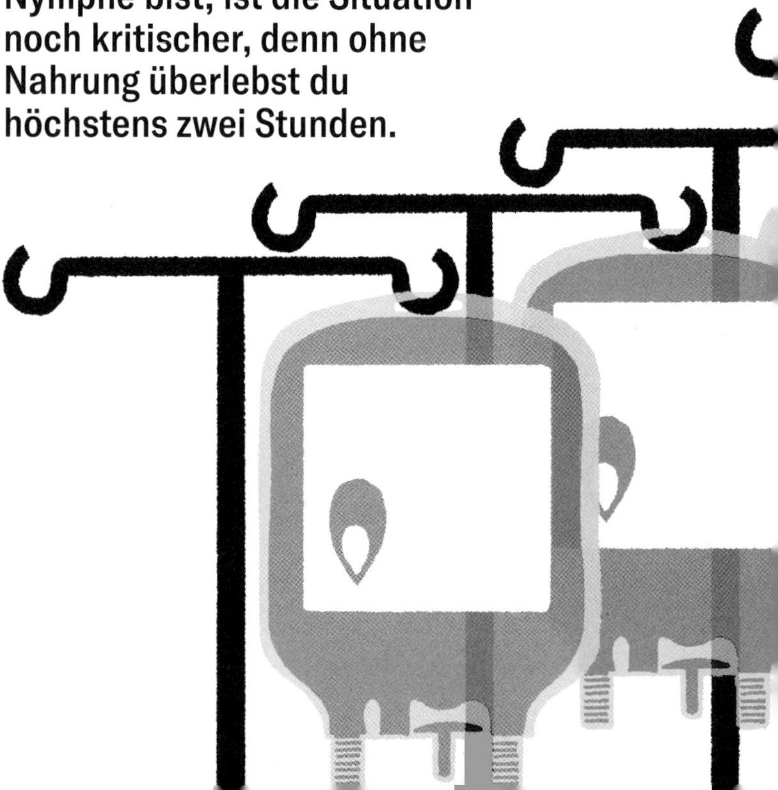

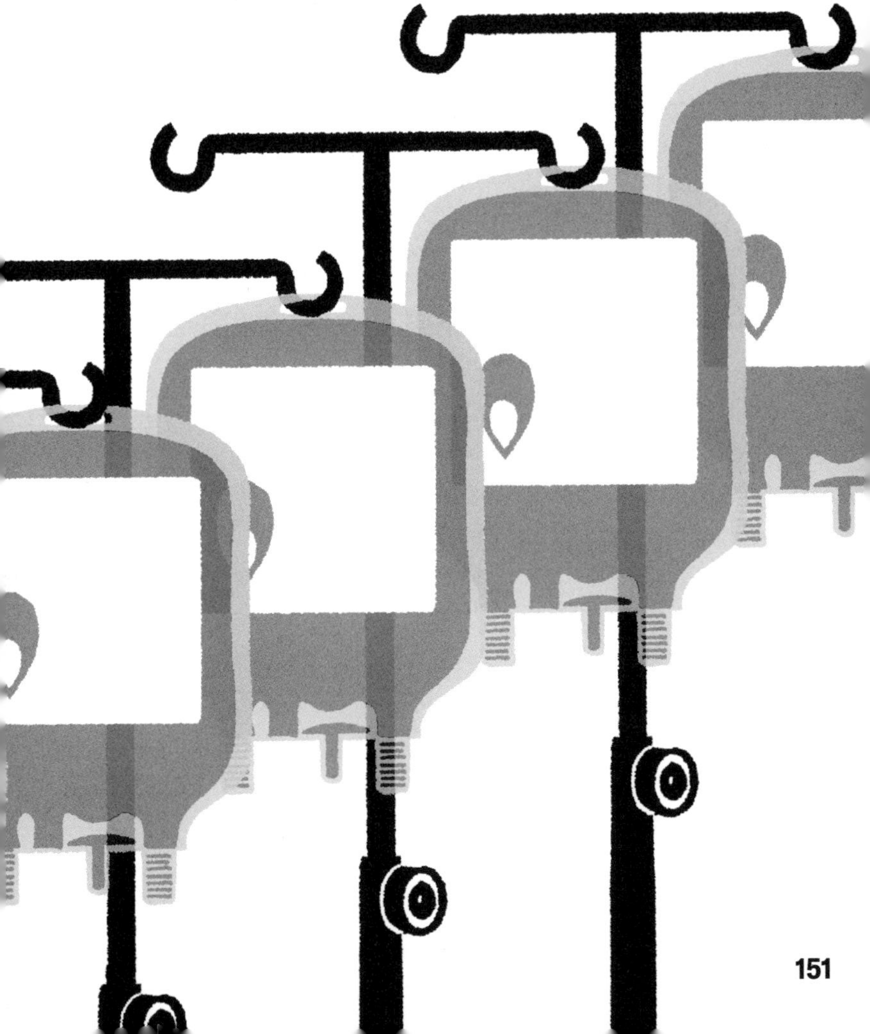

PERMETHRIN*

Die ersten Angriffe sind normalerweise noch nicht so heftig. Wenn deine Vorfahren bereits damit in Kontakt kamen, bist du widerstandsfähiger. Du spürst eine Flüssigkeit und, damit einhergehend, einen Giftstoff. Mit etwas Glück kommst du mit dem Leben davon. Wenn du Pech hast, erleidest du Krämpfe, Übererregbarkeit und Lähmungserscheinungen, die zum Tode führen.

Nissen, die noch ungeöffnet sind, droht keine Gefahr, aber die Wirkung dieses Insektizids hält mehrere Tage an, und wenn die Kleinen in diesem Zeitraum schlüpfen, sterben sie.

*Permethrin ist die synthetische Variante des Naturstoffs Pyrethrin, der aus Chrysanthemenblüten gewonnen wird.

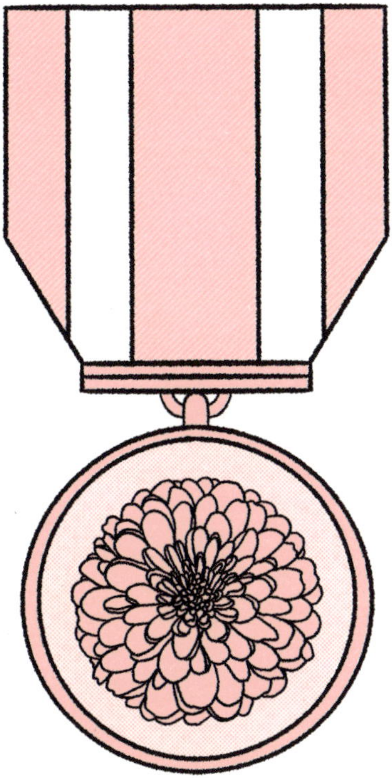

Medaille für Permethrin-Überlebende.
Wird von den Eltern an ihre Kinder vererbt.

IVERMECTIN

Dieses heimtückische Insektizid hüllt dich unmerklich zehn lange Minuten ein, bevor dein Mensch dich mit Wasser wegspült. Es greift deine Nerven und Muskelzellen an und führt zu Lähmungen. Du weißt ja, was passiert, wenn du nichts essen kannst. Wenn du das überlebst, musst du es kein zweites Mal ertragen: Zwei Behandlungen wären für deinen Gastgeber zu viel.

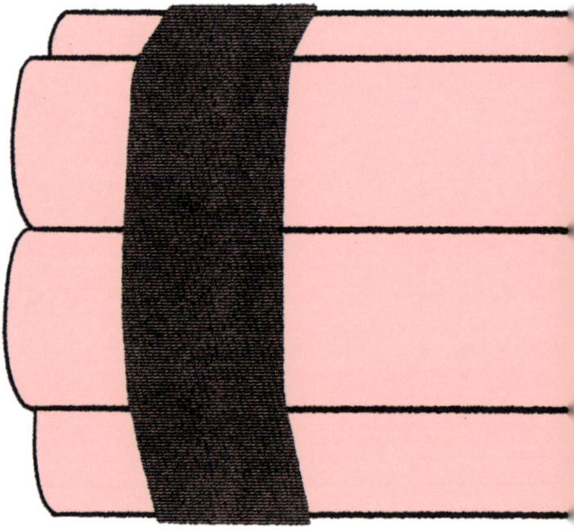

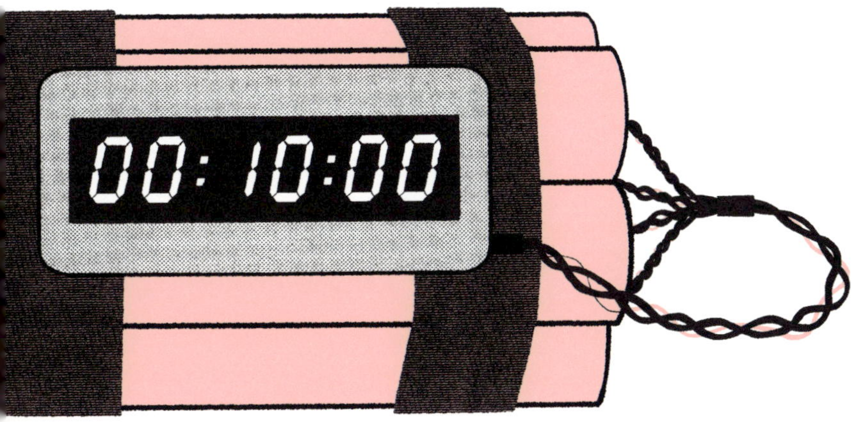
00:10:00

MALATHION

Wenn du dich benommen fühlst und dir das Atmen schwerfällt, stehst du möglicherweise unter dem Einfluss dieses Insektizids. Es schädigt dein Nervensystem und lähmt deine Atemorgane. Achtung! Es schädigt auch die Nissen!

Es ist zwar unwahrscheinlich, aber es gab schon Fälle, in denen der Gastgeber einen Föhn benutzt und das Malathion in Brand gesetzt hat. Es ist leicht entflammbar. Hilfe!

DIMETICON

Dieses Silikonöl legt sich um deinen ganzen Körper und verstopft deine Atemöffnungen. Dadurch kannst du weder atmen noch Flüssigkeiten ausscheiden. Bewegungen fallen dir schwer, und am Ende wirst du ersticken. Nach 30 Minuten ist es aus und vorbei mit dir.

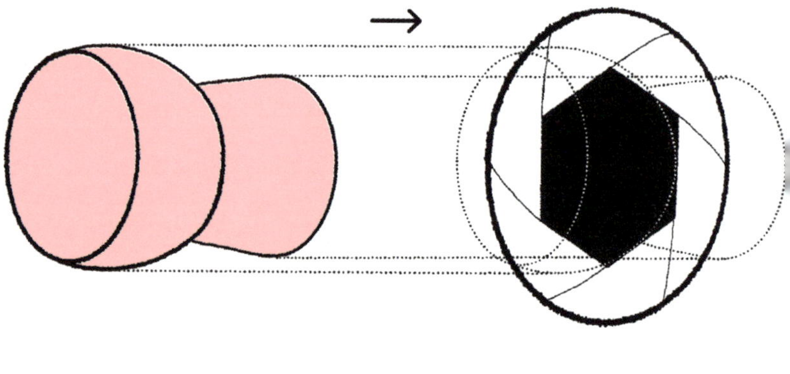

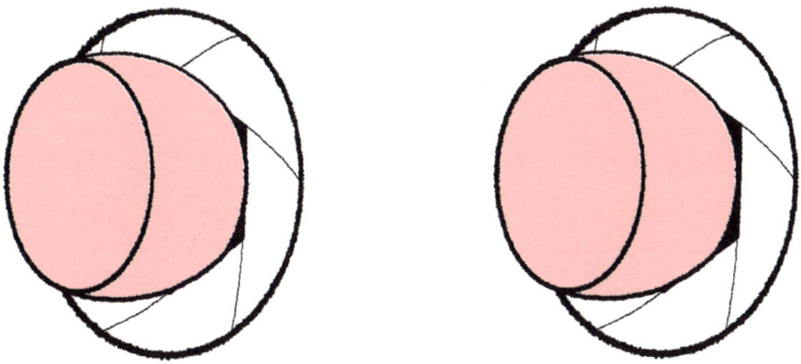

BENZYLALKOHOL

Ein betörender Duft benebelt deinen Geist, und bevor du weißt, wie dir geschieht, kannst du deine Stigmen nicht mehr schließen. Du wirst unweigerlich an Dehydration sterben.

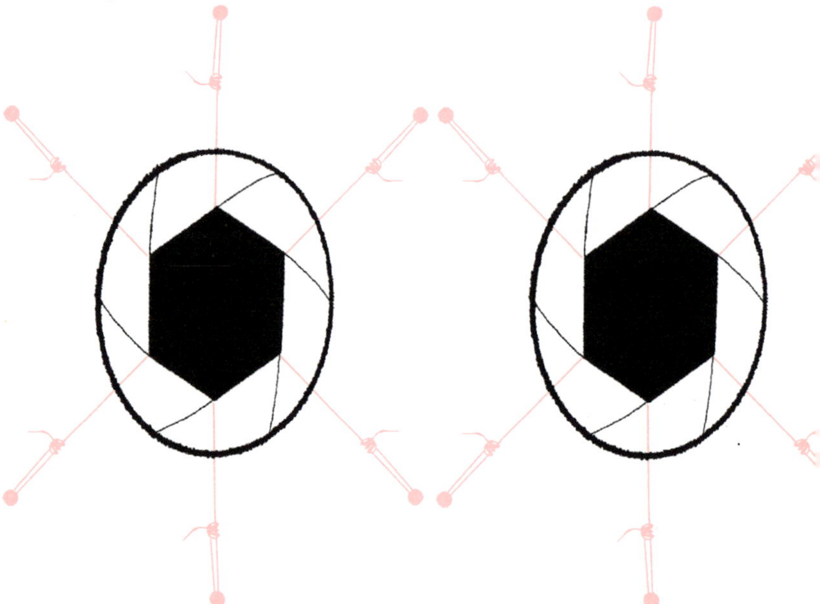

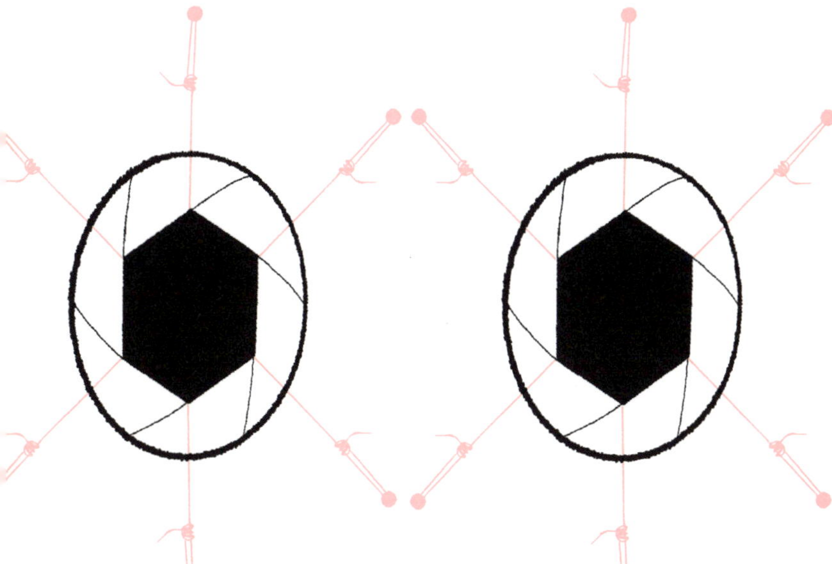

MYRISTINSÄUREISOPROPYLESTER

Diese Chemikalie löst den Chitinpanzer auf, der deinen Körper umhüllt, und führt zu unkontrollierbarem Flüssigkeitsverlust. Und das Schlimmste: Auf die Nissen hat sie die gleiche Wirkung.

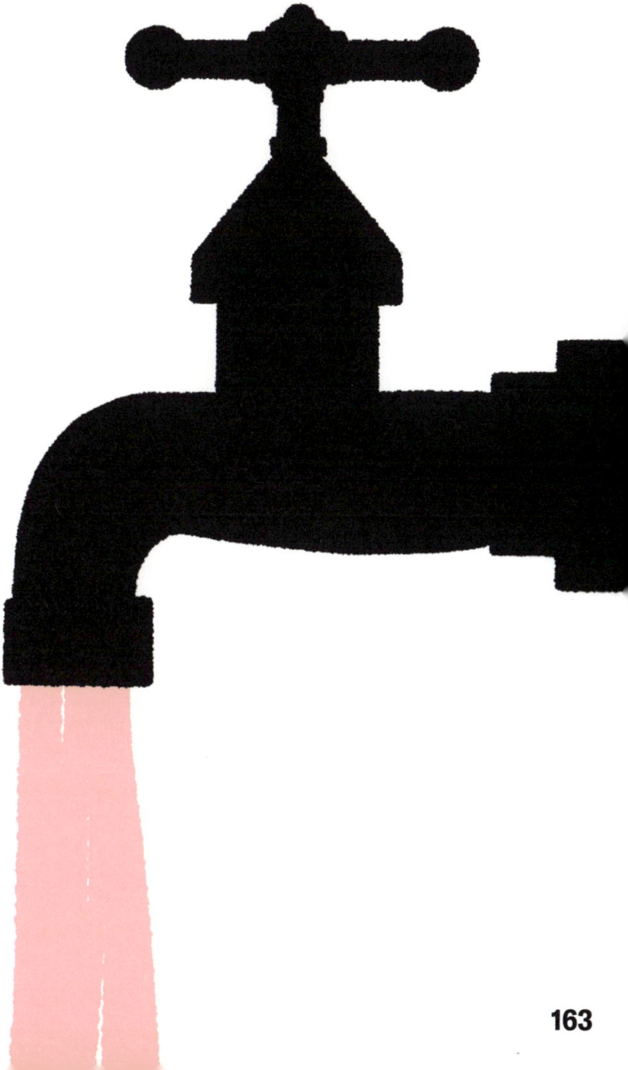

LÄUSEKAMM

Normale Kämme sind kein Problem für dich, aber bei diesem stehen die Zinken so dicht beieinander, dass noch nicht einmal die Nissen vor ihm sicher sind.

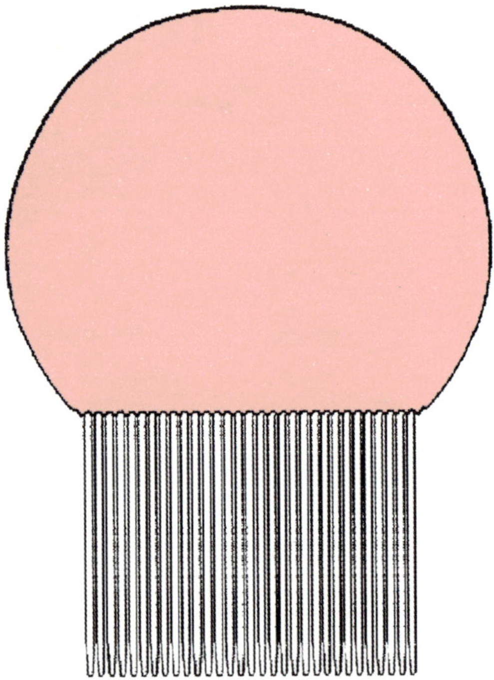

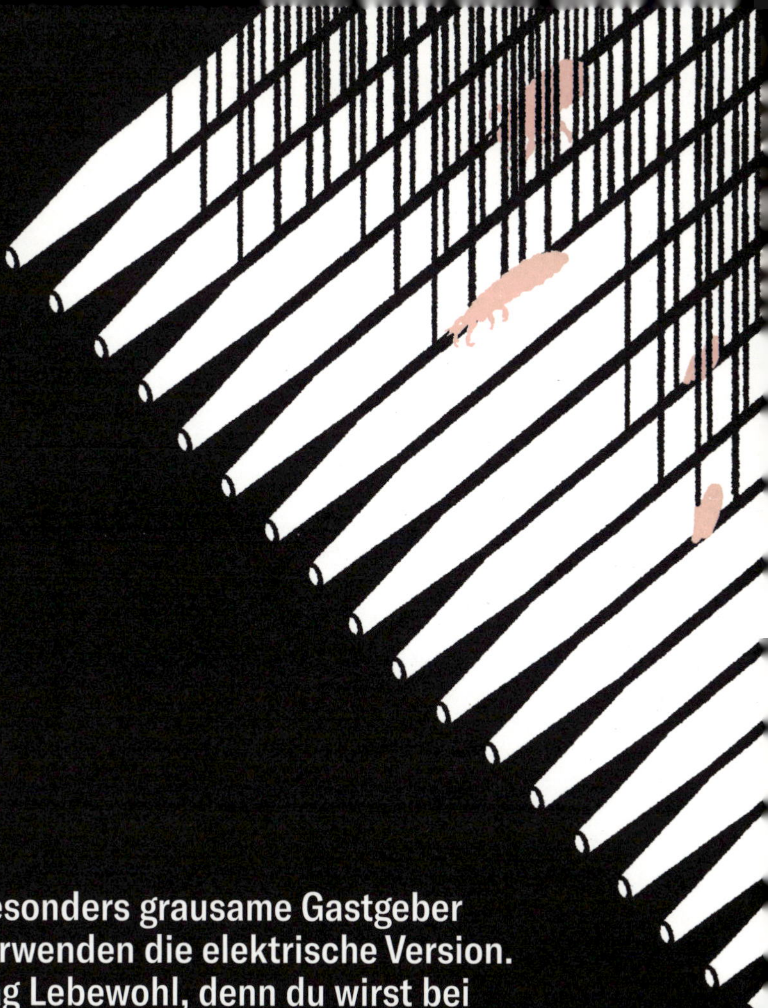

Besonders grausame Gastgeber verwenden die elektrische Version. Sag Lebewohl, denn du wirst bei lebendigem Leibe gegrillt.

STAUBSAUGER

Es kann sein, dass du noch vor dem Läusekamm eine schier unwiderstehliche Macht spürst, die dich mit aller Kraft in eine Röhre saugen will. Lass dich nicht täuschen: Am Ende dieses Tunnels ist kein Licht! Klammere dich fest, so gut du kannst, keine Laus ist je von dort zurückgekehrt.

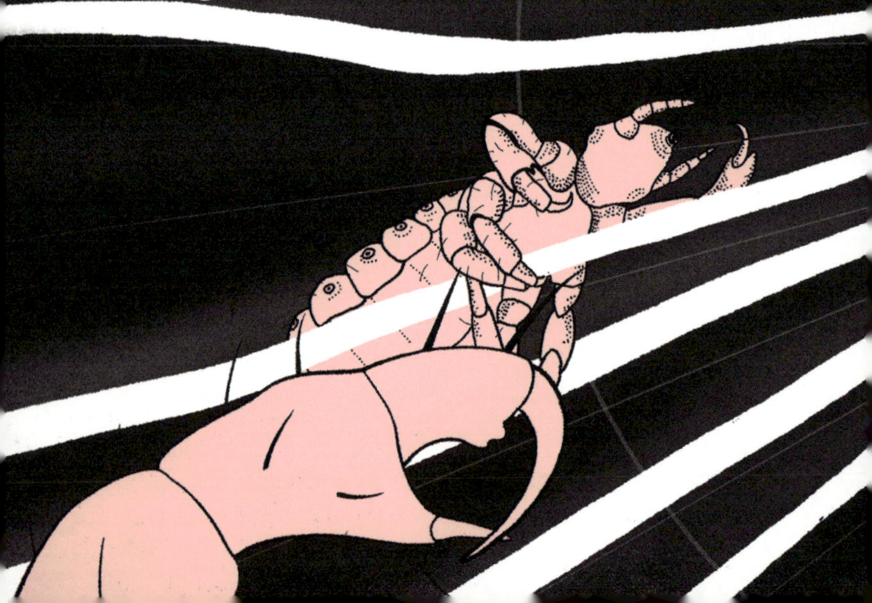

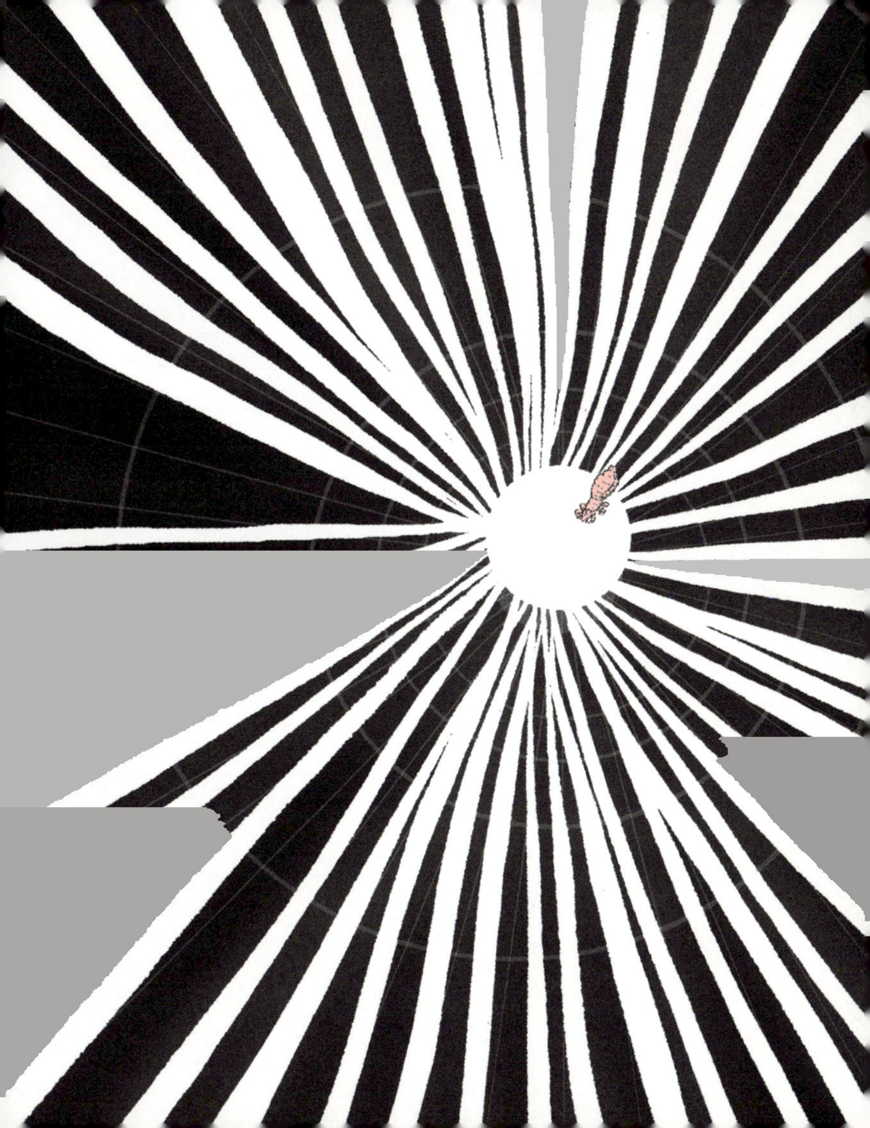

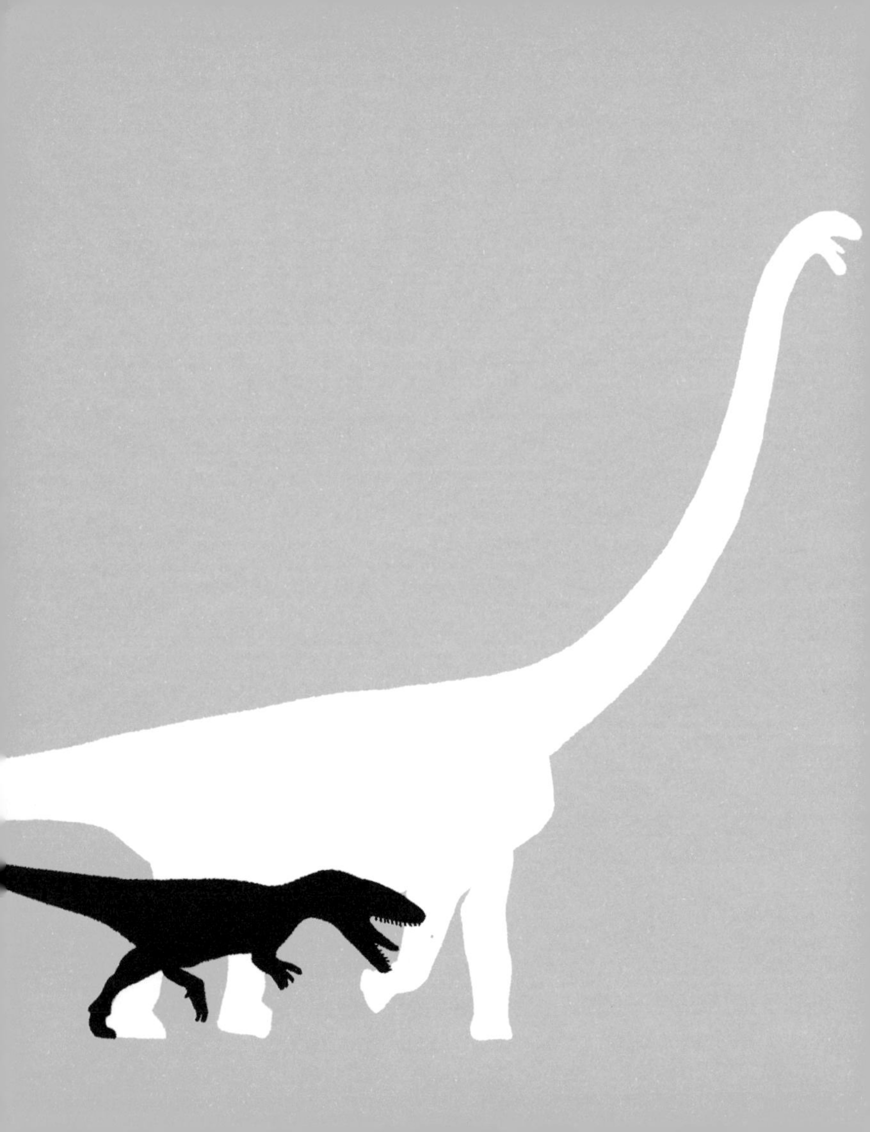

7

KURIOSES

Warum sind denn hier Dinosaurier abgebildet?

Man geht davon aus, dass die allerersten Läuse, deine Urahnen, einst auf vogelähnlichen gefiederten Dinosauriern lebten. Das war vor ungefähr 125 Millionen Jahren.

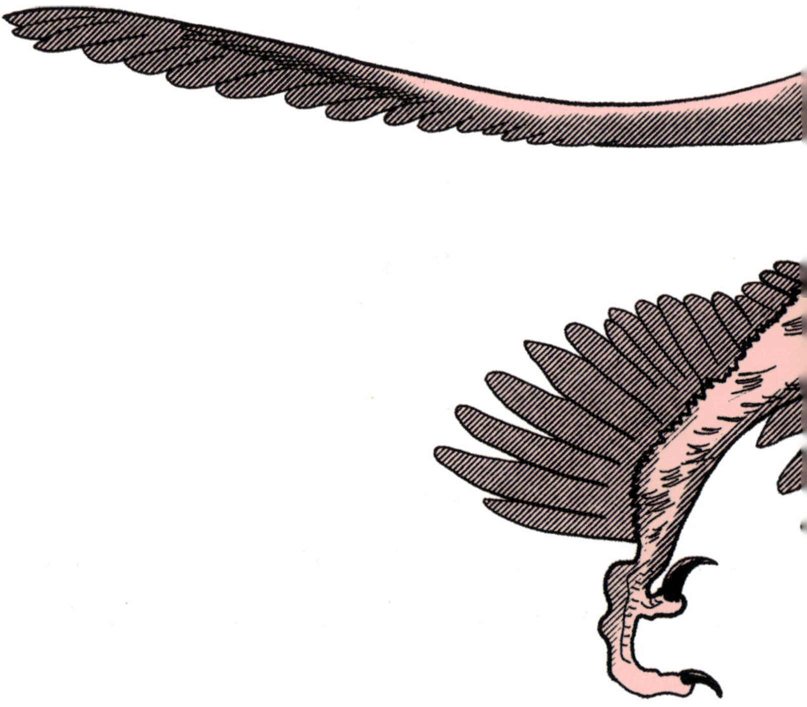

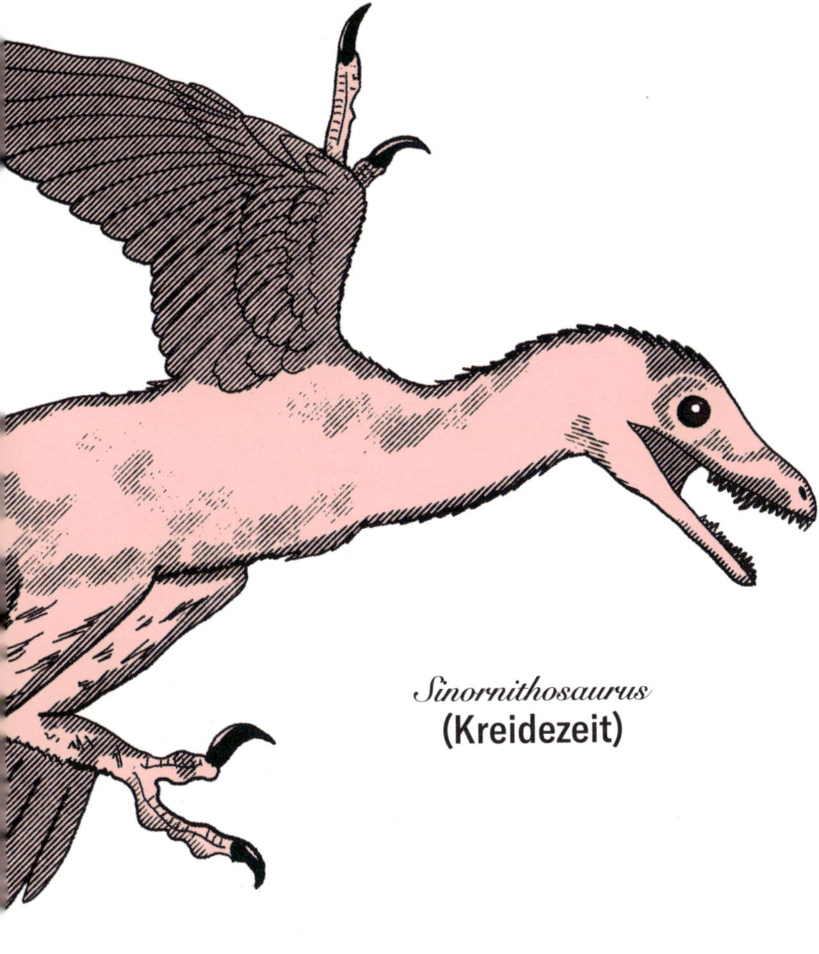

Sinornithosaurus
(Kreidezeit)

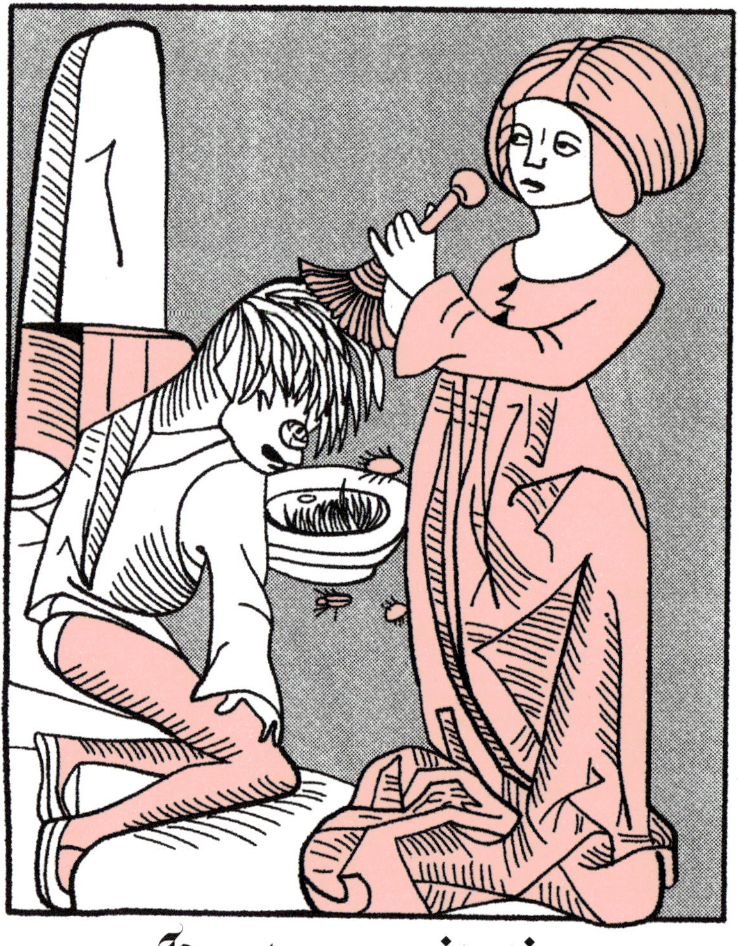

Hortus sanitatis

Dieses auf Latein verfasste Kräuterbuch zählt zu den frühesten europäischen Arzneibüchern. Es enthält eine der ersten bekannten bildlichen Darstellungen von Läusen. Allerdings ist die Abbildung nicht sehr realistisch: So riesig waren deine Vorfahren aus dem 15. Jahrhundert in Wirklichkeit nicht.

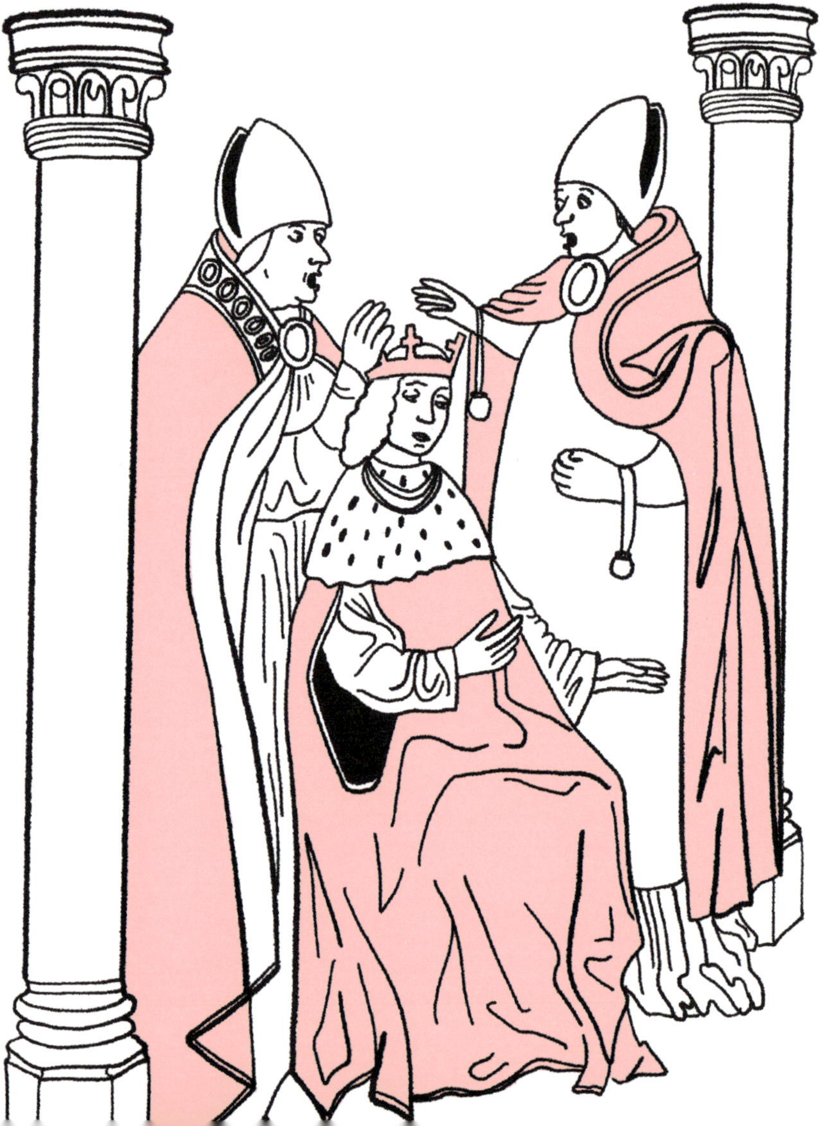

Bei Krönungszeremonien wie der von Heinrich IV. von England im Jahr 1399 hast du wohl immer eine Hauptrolle gespielt – im wahrsten Sinne des Wortes!

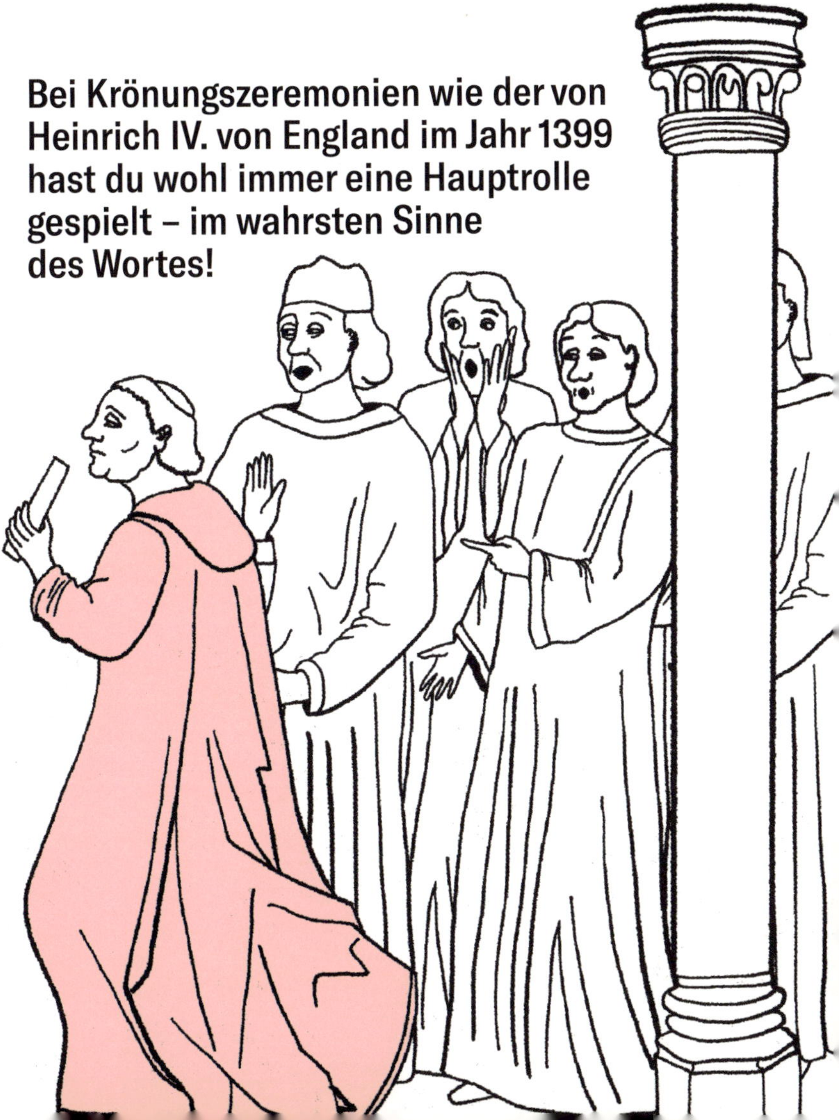

Einige deiner Vorfahren wurden auf menschlichen Mumien nachgewiesen. Ihnen verdanken wir es, dass das Genmaterial ihrer Gastgeber gewonnen werden konnte, das wertvolle Informationen über die Lebensweisen und Todesursachen dieser Menschen liefert. Im Klebstoff, mit dem die Nissen an den Menschenhaaren befestigt wurden, sind nämlich auch menschliche Zellen kleben geblieben, die die Jahrhunderte und Jahrtausende erstaunlich gut überdauert haben.

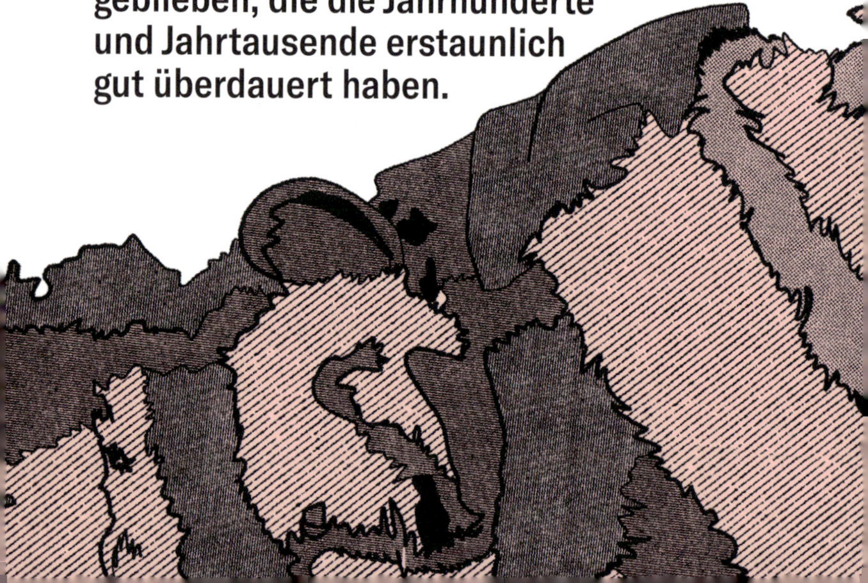

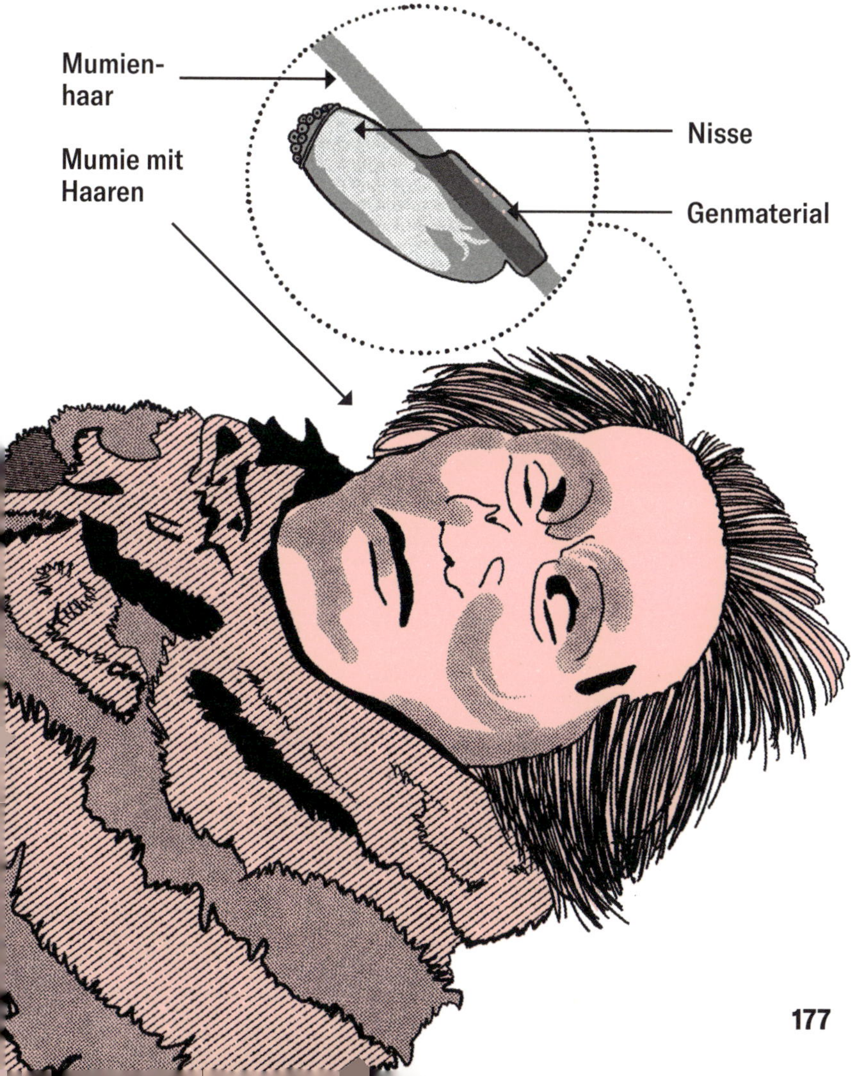

Mumien-
haar
Nisse
Mumie mit
Haaren
Genmaterial

Deine Anwesenheit hat die Menschen zu allen Zeiten verbunden. Hier sehen wir eine hübsche Szene aus dem 19. Jahrhundert in Spanien.

Auf Hunden lebt eine andere Läuseart, deswegen bleibt er bei diesem zärtlichen Akt des Lausens außen vor. Der arme Kerl!

Am besten suchst du dir einen Menschen aus, der niemanden hat, der ihn lausen könnte, und richtest dich dort häuslich ein.

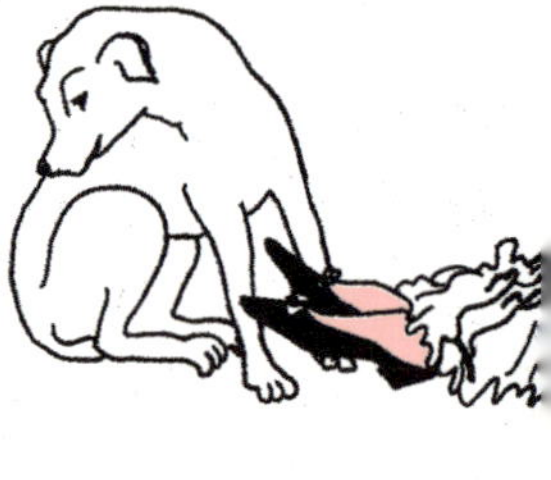

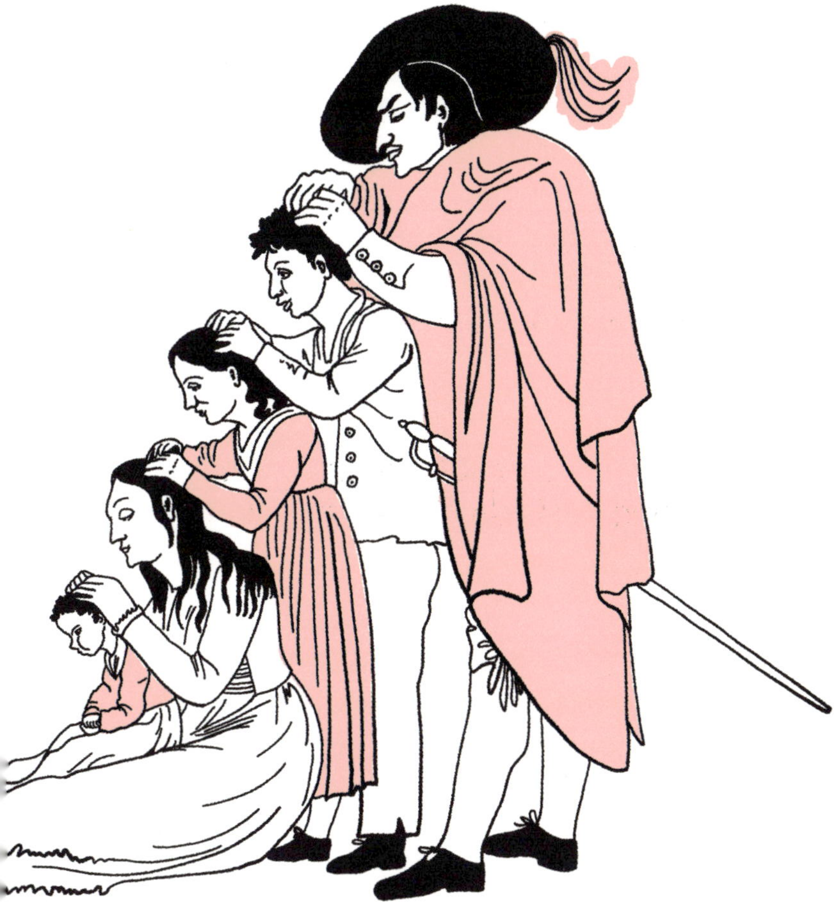

Du tauchst in einem der frühesten schriftlichen Zeugnisse der Menschheit auf. Der auf Kanaanäisch geschriebene Satz ist eine Art Schutzzauber, also ein Spruch, der Unheil abwehren soll. Er beweist, dass die Menschen dir schon vor über dreitausend Jahren ihre Aufmerksamkeit gewidmet haben – wenn auch mit dem Ziel, dich loszuwerden.

»Möge dieser Stoßzahn Haar und Bart von Läusen befreien.«

2017 fand man in der israelischen Ausgrabungsstätte Tel Lachish einen Elfenbeinkamm, der aus der Zeit um 1700 v. Chr. stammt. Elfenbein war ein Luxusgut, aber du hast nie Unterschiede zwischen Arm und Reich gemacht.

Diese Seite ist ein normaler Kamm.

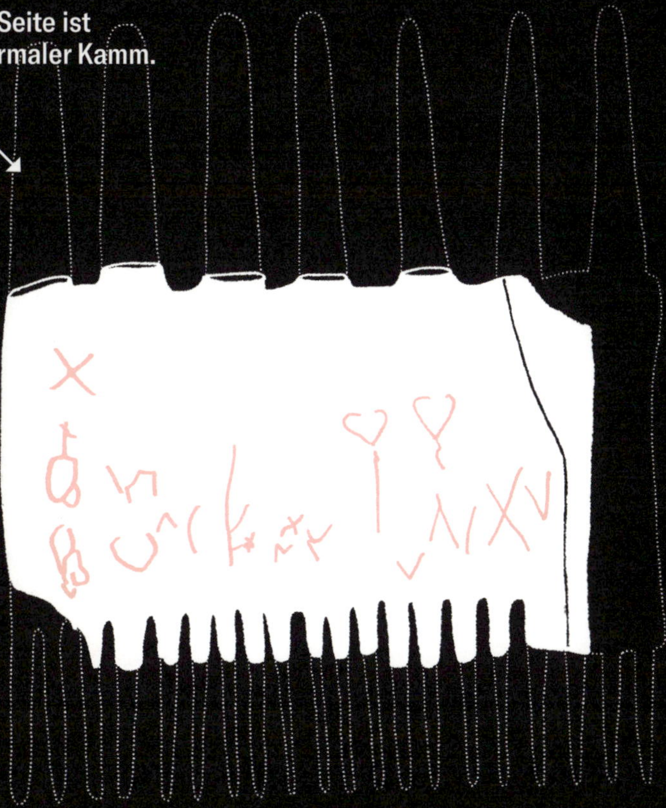

Die andere Seite ist ein Läusekamm. An den Zinken fanden sich Reste deiner Vorfahren.

Affen haben eigentlich ihre eigenen Läusearten, aber in einigen Ländern gibt es Äffchen, die auch die Kopfläuse der Menschen nicht verschmähen. Elende Verräter!

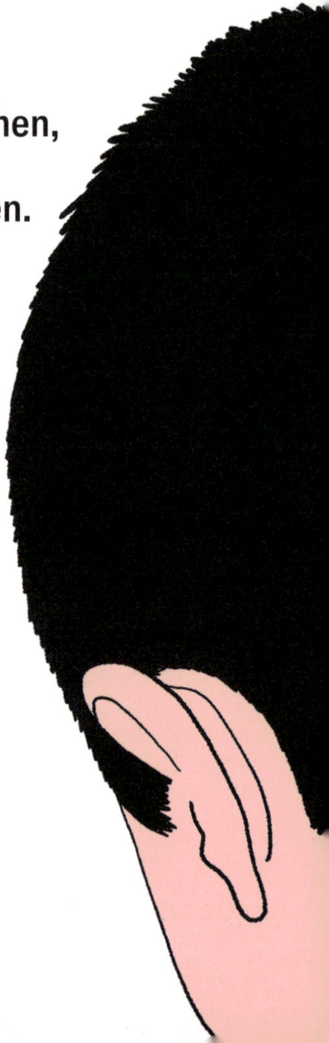

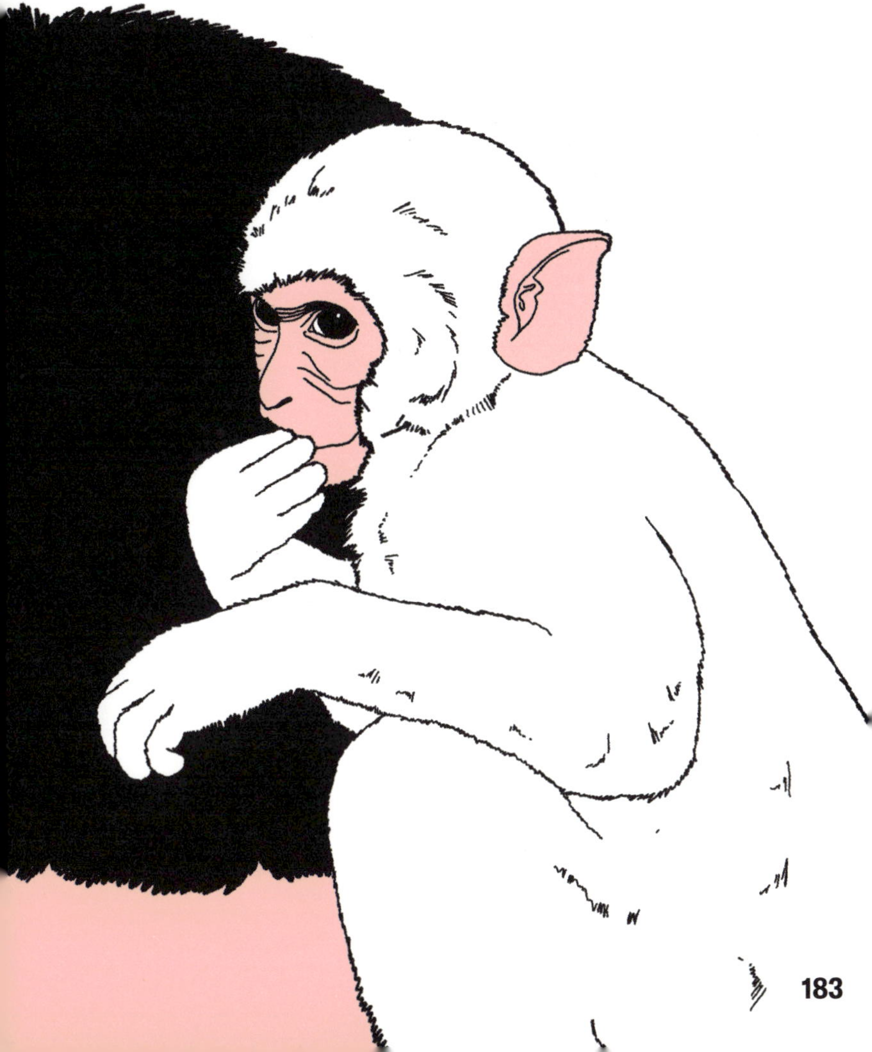

Im Alten Testament, im 2. Buch Mose (genannt Exodus), ist von zehn Plagen die Rede, die über Ägypten hereingebrochen waren, bevor das Volk Israel nach Kanaan aufbrach, in das »Gelobte Land«. Die dritte Plage kam in Gestalt von kleinen Blutsaugern, also Stechmücken und Läusen.

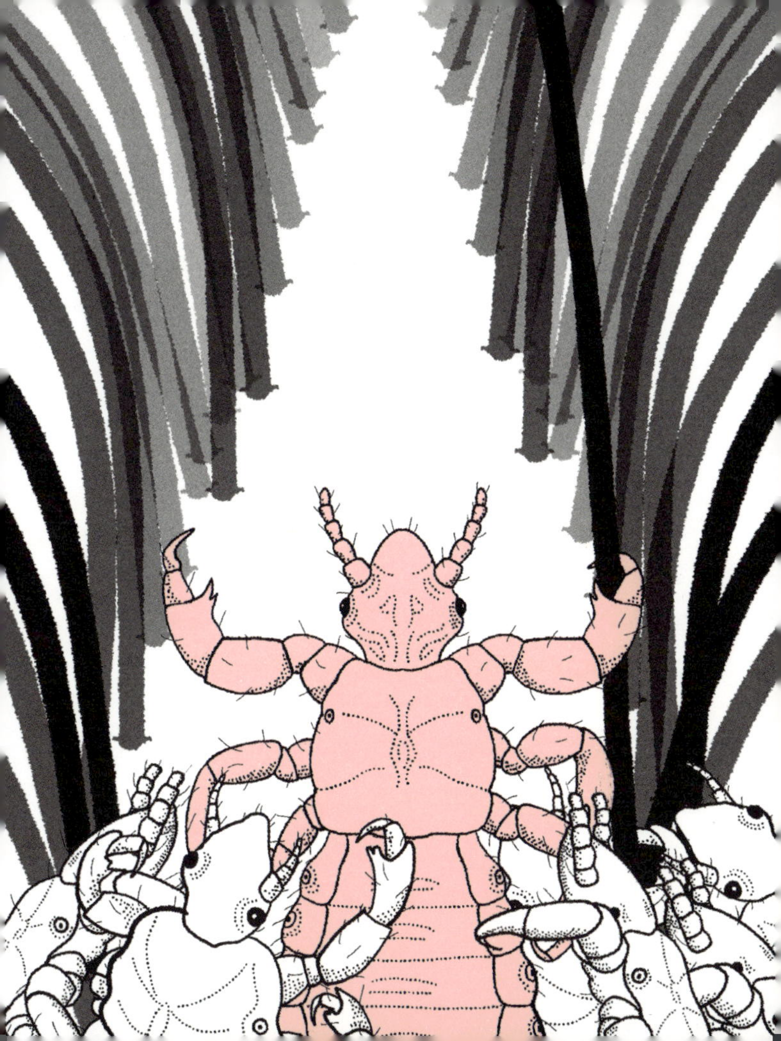

Es fällt den Menschen schwer, dich zu erforschen und zu studieren, denn du lässt dich schlecht züchten.

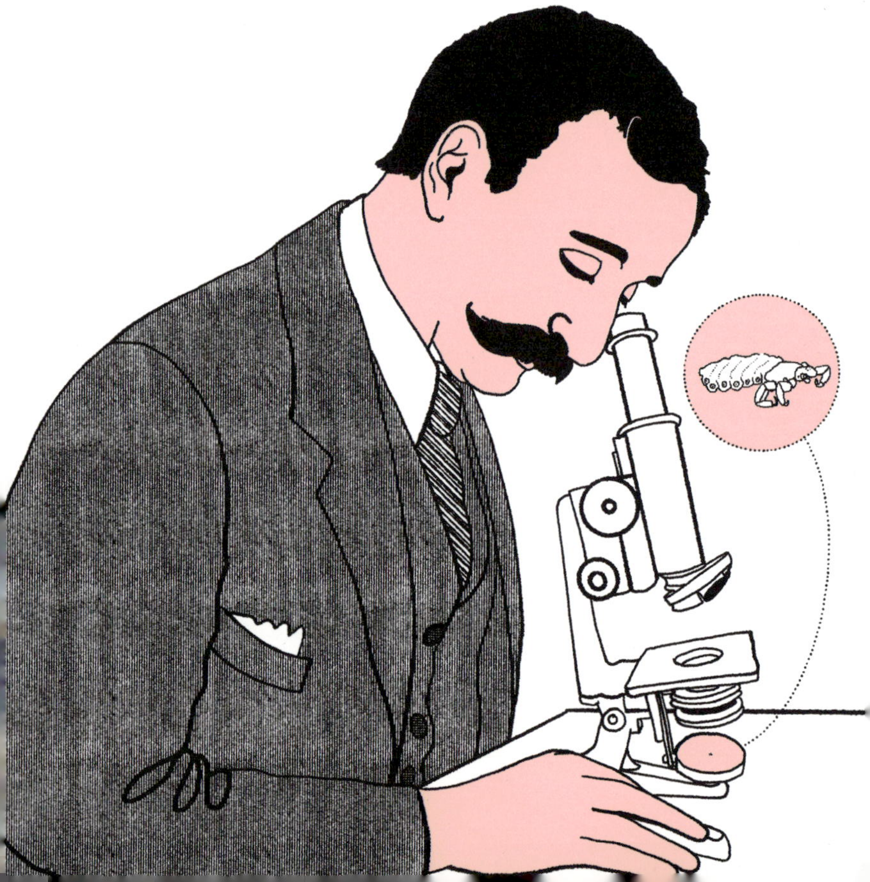

Bedenke, dass du nur kurze Zeit überlebst, wenn du dich von deinem Gastgeber entfernst.

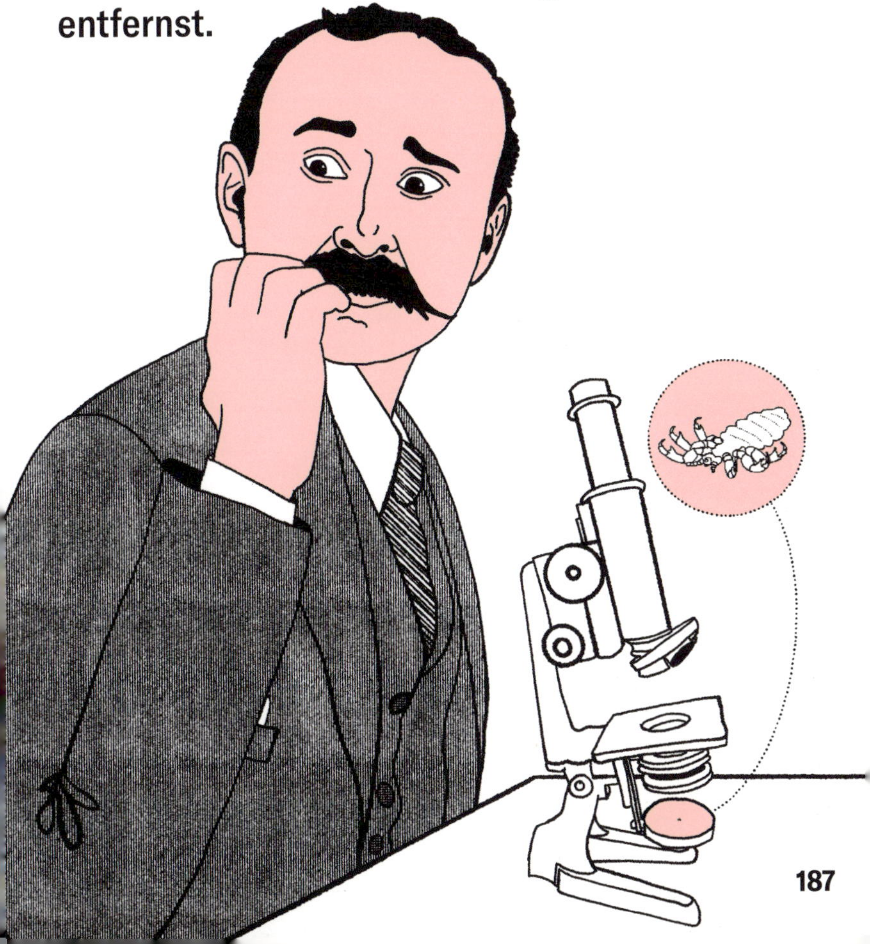

Der britische Forscher George Nuttall beschrieb eine erfolgreiche Methode, Läuse in Gefangenschaft zu züchten.

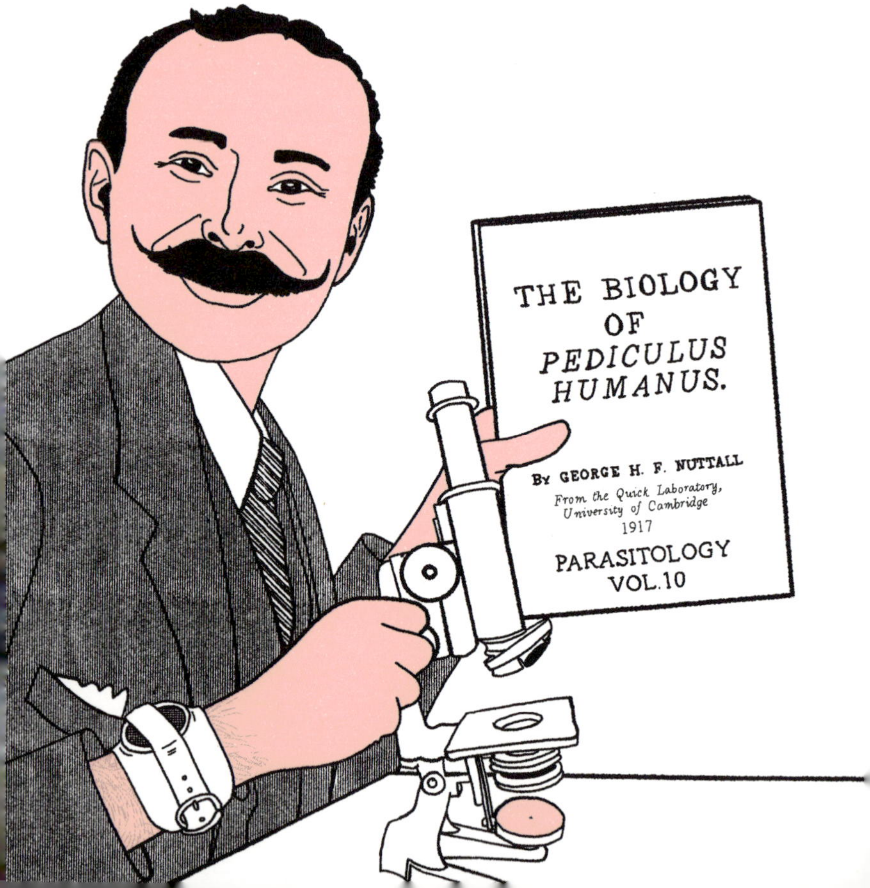

Spezial-Armband für die Läusezucht.

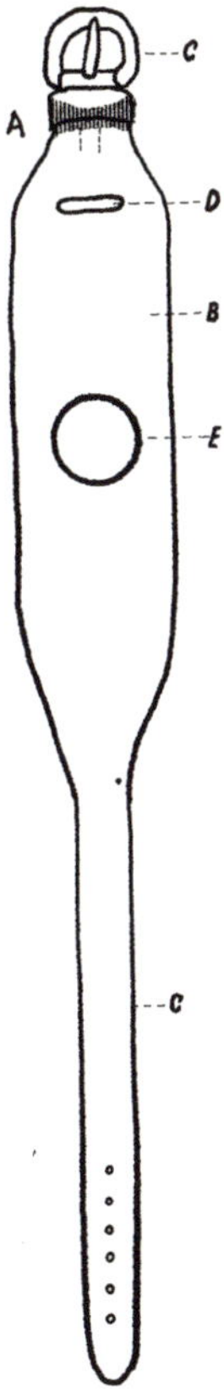

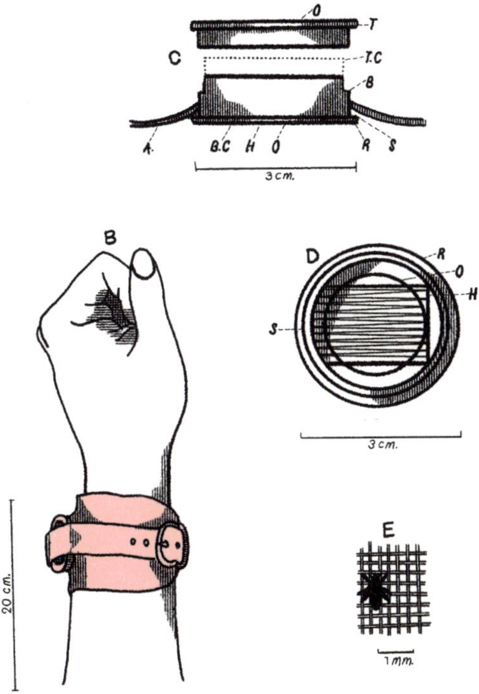

So ein Leben als Versuchskaninchen macht aber ehrlich gesagt keinen Spaß.

Es werden auch Witze über dich gemacht. Nimm es nicht persönlich, aber manche sind ziemlich lustig.

—Warum machen Kopfläuse einen Bogen um Rätsel-Fans?
—Weil die sich so gerne den Kopf zerbrechen.

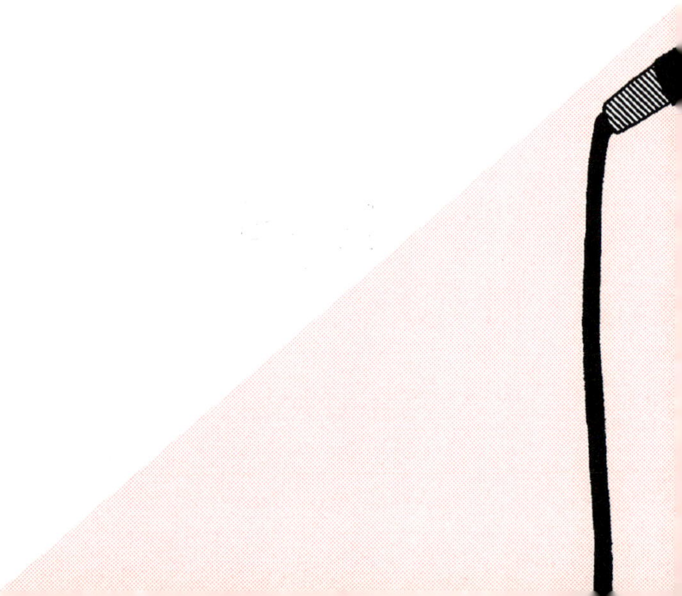

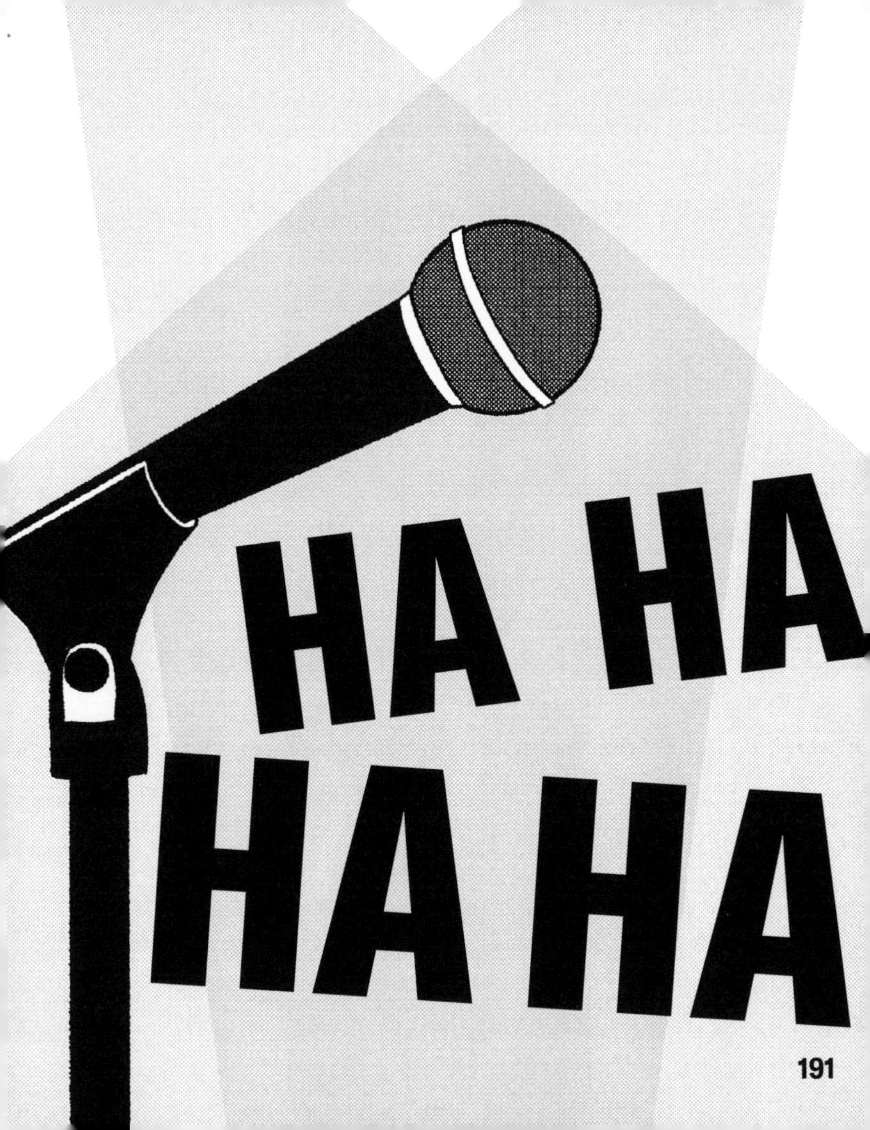
HA HA
HA HA

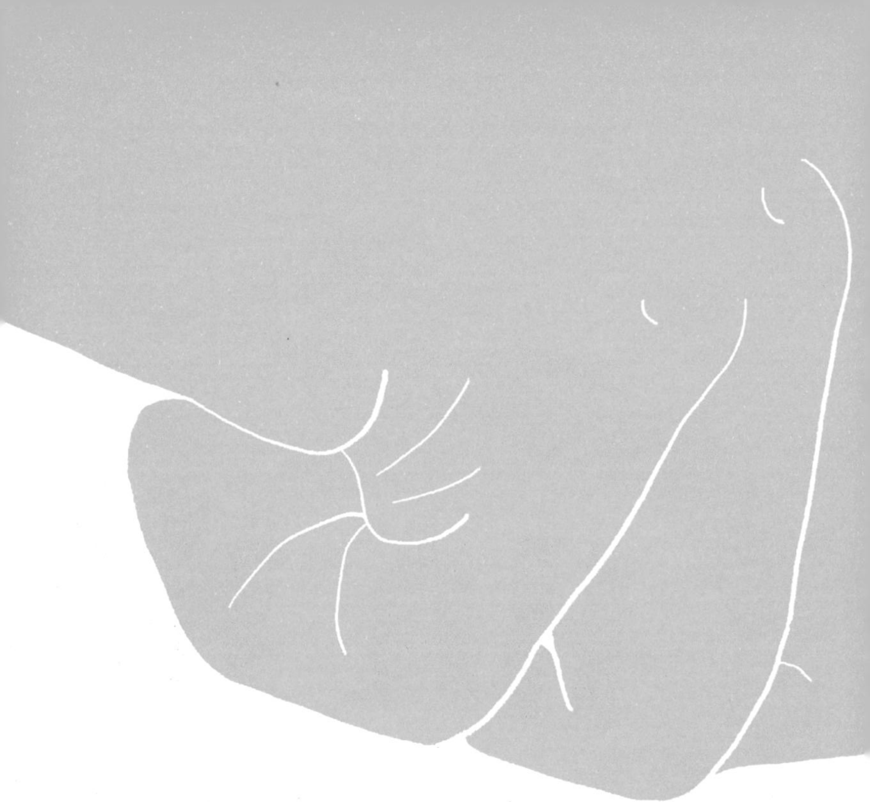

Ganz egal, ob sie dich gerade beherbergen oder nicht: Wenn Menschen deinen Namen hören, befällt sie plötzlich ein unerklärlicher Juckreiz und sie müssen sich kratzen.

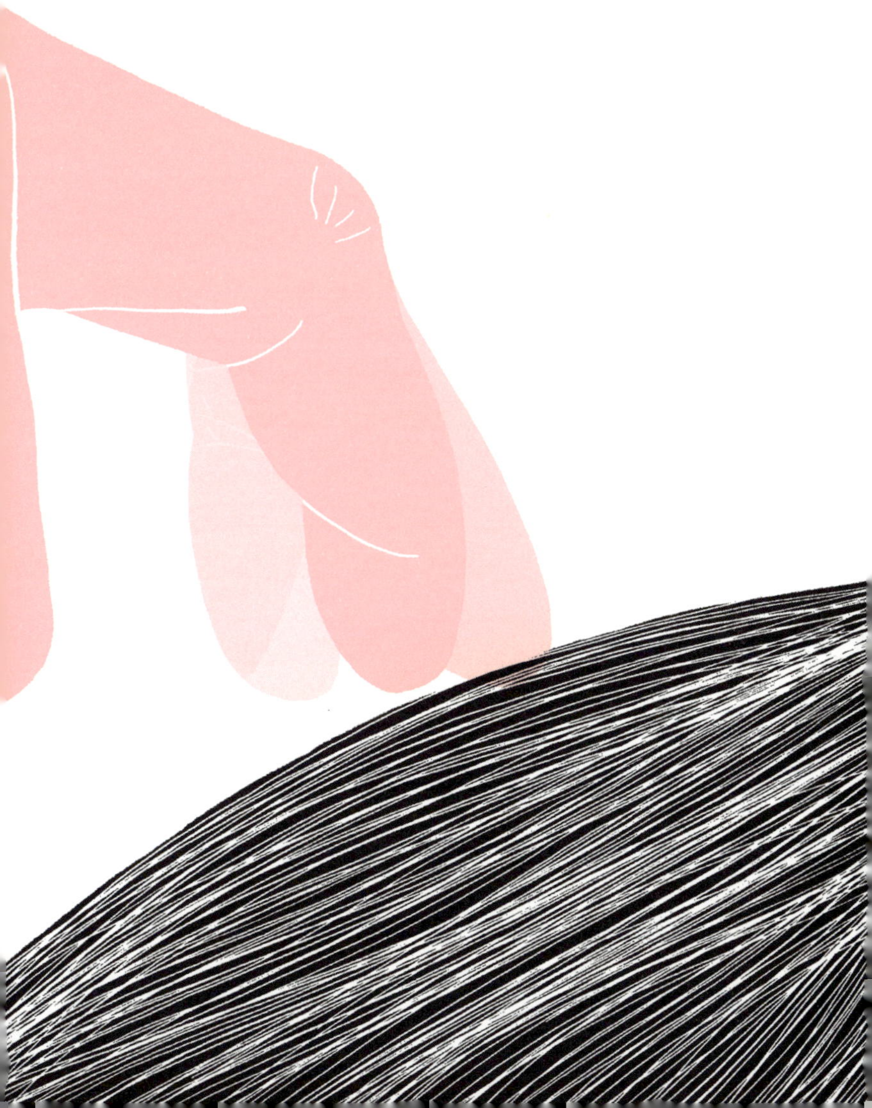

Du bist nicht bei allen verhasst. Zu einigen deiner Gastgeber hast du sehr gute Beziehungen aufgebaut.

In früheren Zeiten galt es in Sibirien als eine Geste wahrer Liebe, wenn eine Frau einem Mann eine Kopflaus überreichte.

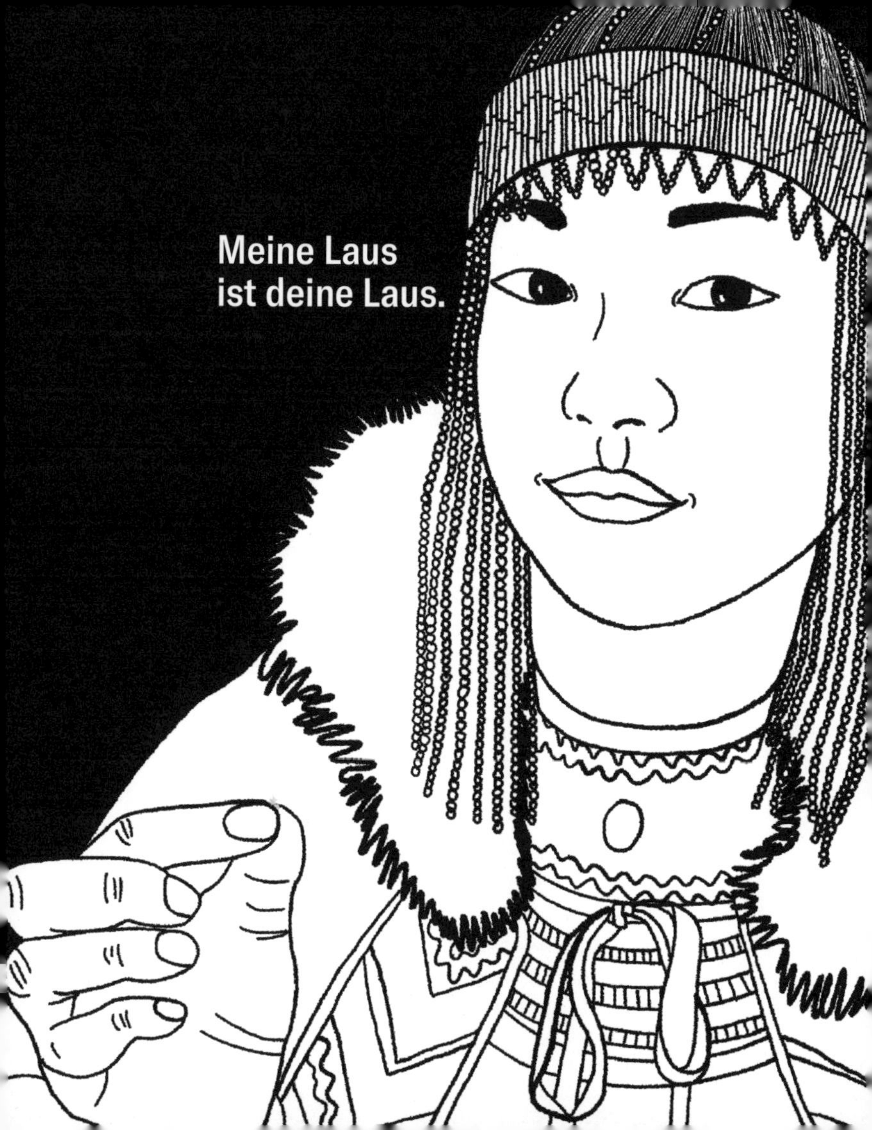
Meine Laus
ist deine Laus.

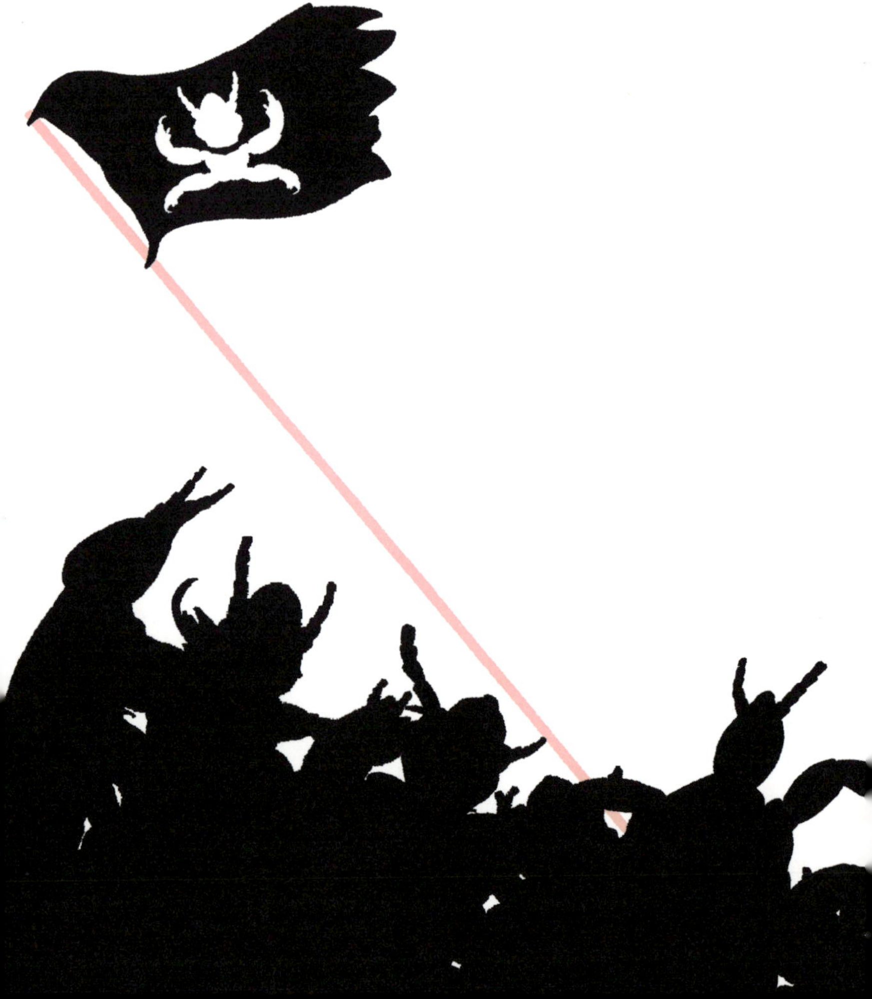

Das war’s liebe Laus.
Möge dieses Handbuch dir zu einem erfolgreichen Leben und vielen Nachkommen verhelfen.

Viel Glück und fröhliche Pedikulose!

Bei der Konzeption und Herstellung
dieses Buches kam keine
Kopflaus zu Schaden. Es ist
nicht unwahrscheinlich, dass die
Menschen, die dieses Buch lesen,
sich am Kopf kratzen.

Selbst schuld!
Dieses Buch ist für Läuse!

DER UNTERSCHIED ZWISCHEN EKEL UND RESPEKT LIEGT IM WISSEN

Vor einiger Zeit bin ich »Freundin des Zoos« in Madrid geworden. Das ist eine Jahreskarte, mit der ich jederzeit in den Zoo gehen kann.

So besuchte ich an einem Tag die Bären, am nächsten die Schlangen und an einem anderen Tag zeichnete ich die Gorillas. Dabei hatte ich Gelegenheit, andere Zoobesucherinnen und Zoobesucher zu beobachten und oft ungewollt ihre Gespräche mitzuhören. Vor diesen prächtigen Tieren hörte ich, wie die Erwachsenen den Kindern Dinge sagten wie: »Schau dir mal dieses eklige Vieh an« oder »Uh, wie gruselig«.

Das brachte mich zum Nachdenken darüber, wie viel Glück ich als Kind hatte, wenn mein Bruder mir z. B. eine Eidechse, Wassernatter oder Schnecke zeigte und sagte: »Schau dir mal dieses faszinierende Tier an!«. Und wenn wir dann neugierig beobachteten, wie es fraß oder sich bewegte.

Ich glaube, es ist sehr wichtig, wie wir mit Kindern sprechen. Viele Ängste und Ekel sind erlernt. Ich denke, wir sollten zu diesem unvoreingenommenen Blick zurückfinden und uns dafür öffnen, die Welt um uns herum kennenzulernen. Denn wenn wir ein wenig genauer hinschauen, entdecken wir, wie außergewöhnlich diese Welt ist, und dann kann uns sogar das Leben einer Laus überraschen.

Ich mag Läuse zwar immer noch nicht, aber ich bin fasziniert, wie unglaublich gut sie an ihre Umgebung angepasst und wie komplex sie sind. Es ist erstaunlich, wie lange sie schon mit und auf uns Menschen leben, und diese Beziehung wird, ob wir wollen oder nicht, auch weiterhin bestehen bleiben.

Aus meiner Sicht liegt, bei diesem wie bei jedem anderen Thema, der Unterschied zwischen Ekel und Respekt im Wissen. Und genau dieses Wissen soll das Buch vermitteln.

B. P.

Ich danke dem lieben Herausgeber von Litera Libros, Juan Romero, nicht nur dafür, dass er aufs Neue in meine Arbeit vertraut und mir so viel Freiheit gelassen hat, sondern auch für die ein oder andere leckere Paella, zu der ich eingeladen wurde.

Mein besonderer Dank gilt dem fachkundigen Blick von Prof. Dr. José F. Gómez Sánchez vom Spanischen Verband für Insektenkunde, Unterrichtseinheit Zoologie, Fachbereich Biodiversität, Ökologie und Evolution an der Fakultät für Biologie der Universität Complutense Madrid.

Ich danke meinem Bruder Gonzalo, dass er mir beigebracht hat, Tiere zu lieben, seitdem ich einen klaren Gedanken fassen und mich meines Verstandes bedienen kann.

Und vielen Dank natürlich an Jorge dafür, dass er mich und meine Arbeit versteht und mich jeden Tag zum Lachen bringt.

B. P.

BERTA PÁRAMO
(Die Autorin)

Als Berta ein kleines Mädchen war und Läuse hatte, bat ihre Mutter die Tierchen zunächst freundlich, sich einen anderen Kopf als Wohnort zu suchen. Berta weiß nicht mehr, wie sie die Läuse auf ihrem Kopf loswurde, aber sie erinnert sich noch an die Faszination, mit der ihr Bruder Gonzalo ihr von allen Krabbeltierchen, Läuse eingeschlossen, erzählte, mit der absoluten Überzeugung, dass jedes lebende Wesen etwas ganz Besonderes ist. Sie zögerte keinen Augenblick, dieses ungewöhnliche Projekt in Angriff zu nehmen. Na gut, ein paar Sekunden dachte sie darüber nach. Sekunden, die einer Laus wie eine Ewigkeit vorkommen würden.

Für meine Mutter und alle Läuse, denen sie in meiner Kindheit den Garaus gemacht hat.

FORSCHUNGSMETHODE

Für die Umsetzung dieses Buches wurde eine umfangreiche Recherche samt Literaturreview durchgeführt unter Verwendung von Datenbanken wie PubMed, ResearchGate oder SciELO. Weitere Quellen waren entomologische Fachzeitschriften wie die *Revista IDE Ibero Diversidad Entomológica*, Publikationen der Royal Entomological Society, wissenschaftliche Studien, Doktorarbeiten und Webseiten von Gesundheitsorganisationen, Universitäten wie Navarra, Cambridge und Buenos Aires, auf Kopfläuse spezialisierte Einrichtungen, Insektenbücher sowie Erfahrungsberichte von (Menschen-)Familien mit Kopflausbefall. Und es stützt sich auf die unschätzbare Hilfe von Prof. Dr. José F. Gómez Sánchez, einem ausgewiesenen Experten auf diesem Fachgebiet.

Über manche Daten herrscht in der Wissenschaft Uneinigkeit. Dieses Buch beruft sich auf jene, die am weitesten verbreitet sind und uns diese Insekten besser verstehen lassen.

B. P.

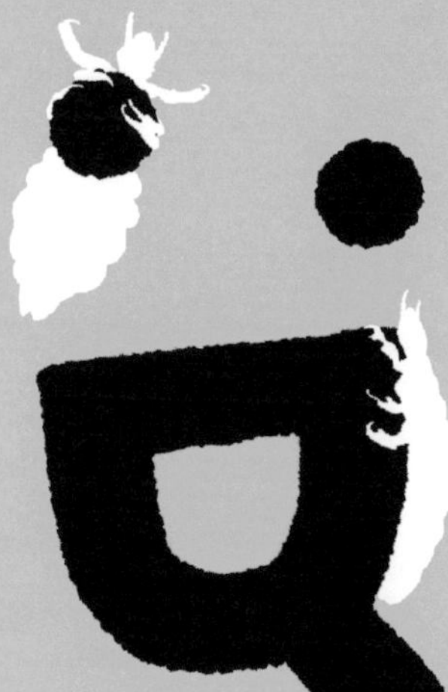

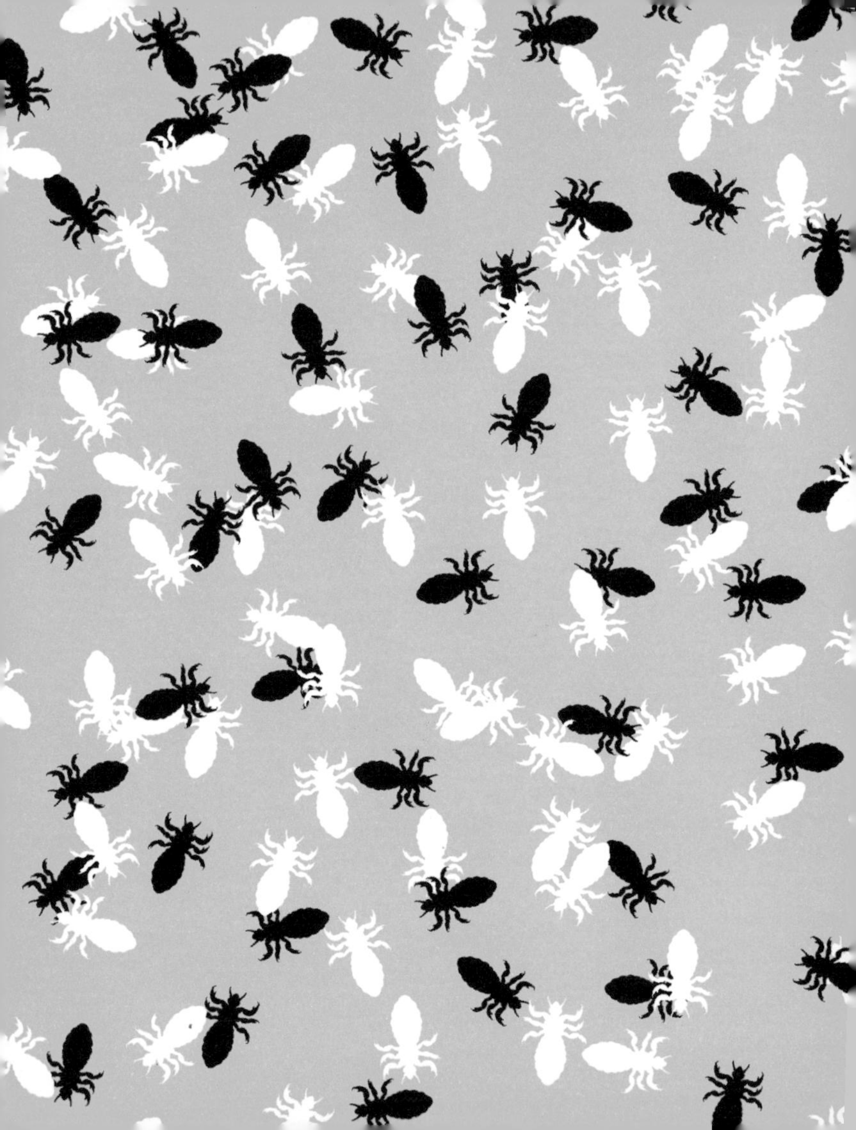